# デジタル脳波の記録・判読の手引き

digital electroencephalography

編集 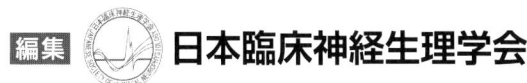 日本臨床神経生理学会

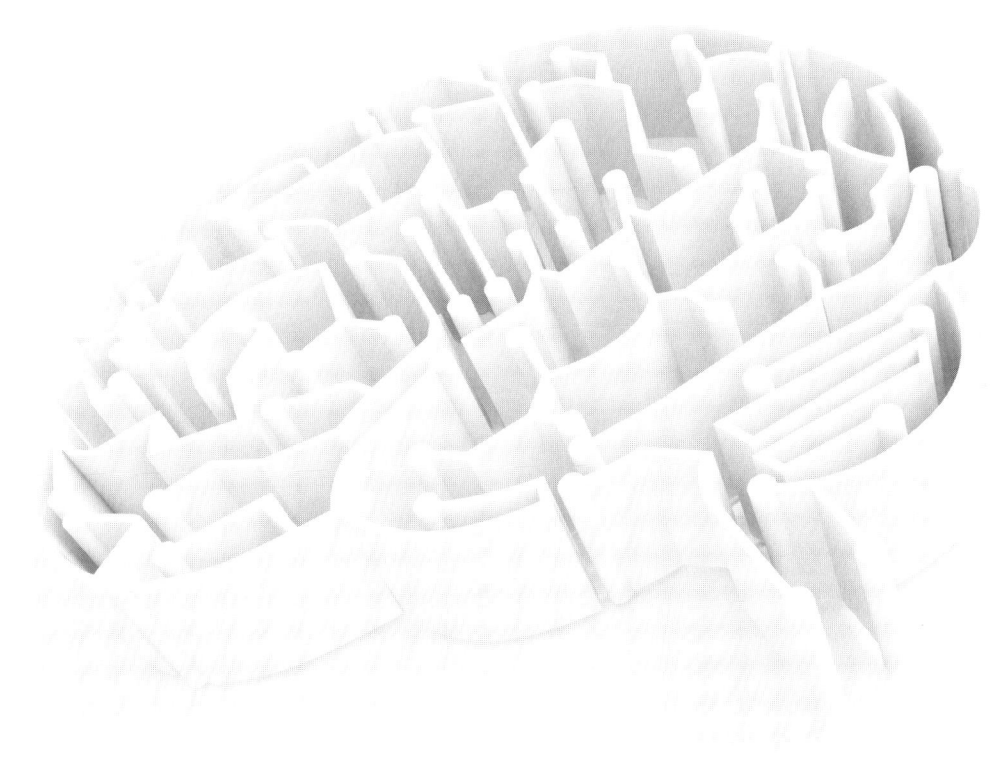

診断と治療社

# 発刊によせて

　臨床脳波の最近のトピックスは，デジタル脳波計の活用です．これにより，情報量が増え，判読の精度が上がり，アナログ脳波計では見逃していた所見もみつけられるようになりました．つまり，疑わしい所見をみつけたときに，モンタージュやその他のパラメータを適宜変えながら，多面的に検討できる新しい脳波判読が可能となったのです．

　残念ながら，脳の検査についてはCTやMRIなどの画像検査の進歩により，形態的な検査が重要視されています．しかし，機能的な面を検査する脳波の重要性は失われていません．形態検査で異常所見が検出されないときには，脳波はその威力を発揮します．したがって，脳波は，画像では捉えにくいてんかんや意識障害時の診断に必須の検査です．

　現在，脳波専門医とよばれる医師は少数派であり，施設によっては，脳波を指導できる医師がいません．独学で脳波を学ぶことは困難であり，よき教科書が必要です．この本は，そのよき教科書になるよう，企画されました．どこからめくっても，どこからはじめても理解できるように工夫されています．本書が，どうしたらデジタル脳波を判読できるようになるのか悩んでいる神経内科医，脳外科医，精神科医，小児神経科医，臨床検査技師などの方にお役に立てば幸いです．

　日本臨床神経生理学会では，11年前からスキルアップのための筋電図セミナーを開催しています．これに加えて脳波セミナー・アドバンスコース，脳脊髄術中モニタリングセミナーを本年から立ち上げました．本書を通読されてもっと脳波を勉強したいという方は是非，脳波セミナー・アドバンスコースを受講してください．

　最後に，本書を世に出すにあたっては，日本臨床神経生理学会ペーパレス脳波の記録・判読指針小委員会の池田昭夫委員長ならびに委員の皆様の多大な努力と貢献がありました．ここに心から感謝申し上げます．

2015年10月

日本臨床神経生理学会理事長
飛松省三

# 序文

　本書は，日本臨床神経生理学会から2015年はじめに本学会誌に掲載発表された「デジタル脳波の記録・判読指針」（臨床神経生理学43, 1：22-62, 2015）（日本臨床神経生理学会ペーパレス脳波の記録・判読指針小委員会作成）について，よりわかりやすい実用的解説書になることを目的としました．第1部では，指針のなかの脳波などの図を拡大して，よりみやすくわかりやすくし，第2部，第3部では，その内容に応じて事例や注意すべきことをより具体的に提示しました．本書は，アナログ脳波からデジタル脳波への移行がうまくいっていないと感じる医師の皆さん，あるいはデジタル脳波をより効率的に使いたいと思っている医師および検査技師の皆さんばかりでなく，これから脳波を本格的に勉強したいと思っている若手の医師と検査技師の皆さんに，きっとお役に立てるものと思います．

　臨床脳波の歴史は長く，1920年代にヒトの脳波が初めてドイツのイエナ大学のHans Berger教授により記録され1929年に発表されました．それ以降あっという間にその臨床的有用性が認められ，世界中に広まり，ペン書きのアナログ脳波計が広く普及しました．1990年になって，デジタル技術が進歩して，デジタル脳波計が徐々に広まり，現在は日本を含め世界中に広く使用されています．機器の進歩で様々なことができるようになり，デジタル脳波計の機能の解説的な成書はたくさん出版されています．しかしながら，ユーザーの立場からのデジタル脳波計の記録の実践的指針，判読の実践的指針は，実はほとんどありません．

　本書が，スーパーカーにも例えることができるデジタル脳波計を日常臨床でより上手に効率的に使いこなしていただけるのにお役に立てば大変幸いです．

　デジタル脳波により，革新的な臨床生理学的知見が新たにみつかってきています．"新しい葡萄酒（＝革新的新規の脳波所見）は，新しい革袋（＝技術革新された脳波計）に入れて"，きっと将来の脳機能の研究と臨床応用がさらに進歩するものと期待します．

　最後に，本委員会の委員の皆様，わかりやすい解説と症例提示をいただいた分担執筆者の皆様に深謝いたします．

2015年10月

日本臨床神経生理学会 ペーパレス脳波の記録・判読指針小委員会委員長
（同学会 脳波セミナー・アドバンスコース委員会委員長）
池田昭夫

# 目次

発刊によせて ...... ii
序文 ...... iii
執筆者一覧 ...... vi

## 第1部　デジタル脳波の記録・判読指針

はじめに ...... 2
指針の目的 ...... 3

### 1　記録の手順と注意点 ...... 4
1-1　総論 ...... 4
1-2　記録時のモンタージュの選択 ...... 5
1-3　デジタル脳波計のフィルタ構成とフィルタ条件の選択 ...... 12
1-4　記録の最中の注意点 ...... 15

### 2　判読の手順と注意点 ...... 18
2-1　総論 ...... 19
2-2　モンタージュの選択 ...... 23
2-3　フィルタ条件の選択 ...... 25
2-4　総合判定 ...... 30
2-5　報告書作成 ...... 31
2-6　判読時支援用解析ツール ...... 32

### 3　各種の病態での注意点と指針 ...... 35
3-1　脳死判定 ...... 35
3-2　体内埋め込み型電気刺激装置 ...... 36
3-3　意識障害患者 ...... 37
3-4　小児 ...... 39

### 4　資料・文献 ...... 42
4-1　添付資料：脳波検査申込書／報告書 ...... 42
4-2　参考資料 ...... 45
4-3　文献 ...... 47

## 第2部　指針に基づいた実例提示

**1**　記録 ......................................................................................... 人見健文，池田昭夫 ... 50
**2**　判読モンタージュ ............................................................................. 松浦雅人 ... 55
**3**　判読フィルタ ................................................................... 井内盛遠，松本理器 ... 61
**4**　判読時支援用解析ツール ............................................................. 小林勝弘 ... 69
**5**　意識障害患者でのペーパレス脳波記録と判読の実際 ........... 橋本修治 ... 76

## 第3部　脳波記録判読時に重要な補足事項

**1**　安全管理上の注意点 ......................................................................................... 90
　1-1　小児の脳波記録時の工夫・留意点 ........................................ 酒田あゆみ ... 90
　1-2　発作時の注意点 ......................................................................... 重藤寛史 ... 93

**2**　デジタル脳波判読時の思考過程 .................................................. 飛松省三 ... 95

⦿　デジタル脳波記録機器スペック一覧 ............................... 文室知之，寺田清人 ... 98

　索引 .................................................................................................................... 100

# 執筆者一覧

## 編集　　　日本臨床神経生理学会

### デジタル脳波の記録・判読の手引き 編集委員会［脳波セミナー・アドバンスコース委員会］

**❖編集委員長**

| 池田昭夫 | 京都大学大学院医学研究科てんかん・運動異常生理学講座 |

**❖編集委員長補佐**

| 松本理器 | 京都大学大学院医学研究科てんかん・運動異常生理学講座 |
| 人見健文 | 京都大学大学院医学研究科臨床病態検査学(検査部) |

**❖編集委員(50音順)**

| 赤松直樹 | 国際医療福祉大学福岡保健医療学部医学検査学科 |
| 小林勝弘 | 岡山大学大学院医歯薬学総合研究科発達神経病態学分野(小児神経科) |
| 酒田あゆみ | 九州大学病院検査部 |
| 重藤寛史 | 福岡山王病院てんかん・すいみんセンター |
| 千葉　茂 | 旭川医科大学医学部精神医学講座 |
| 寺田清人 | 静岡てんかん・神経医療センター神経内科 |
| 前原健寿 | 東京医科歯科大学大学院医歯学総合研究科脳神経機能外科学 |
| 矢部博興 | 福島県立医科大学医学部神経精神医学講座 |

### 第1部 分担執筆者［ペーパレス脳波の記録・判読指針小委員会］（50音順）

| 赤松直樹 | 国際医療福祉大学福岡保健医療学部医学検査学科 |
| 池田昭夫 | 京都大学大学院医学研究科てんかん・運動異常生理学講座 |
| 小林勝弘 | 岡山大学大学院医歯薬学総合研究科発達神経病態学分野(小児神経科) |
| 酒田あゆみ | 九州大学病院検査部 |
| 重藤寛史 | 福岡山王病院てんかん・すいみんセンター |
| 末永和榮 | レムスリーププロダクツレムメディカルラボ |
| 寺田清人 | 静岡てんかん・神経医療センター神経内科 |
| 飛松省三 | 九州大学大学院医学研究院脳神経病研究施設臨床神経生理 |
| 橋本修治 | 天理よろづ相談所病院白川分院 |
| 松浦雅人 | 田崎病院 |
| 松本理器 | 京都大学大学院医学研究科てんかん・運動異常生理学講座 |

### 第2部 分担執筆者(50音順)

| 池田昭夫 | 京都大学大学院医学研究科てんかん・運動異常生理学講座 |
| 井内盛遠 | 京都大学大学院医学研究科呼吸管理睡眠制御学講座 |
| 小林勝弘 | 岡山大学大学院医歯薬学総合研究科発達神経病態学分野(小児神経科) |
| 橋本修治 | 天理よろづ相談所病院白川分院 |
| 人見健文 | 京都大学大学院医学研究科臨床病態検査学(検査部) |
| 松浦雅人 | 田崎病院 |
| 松本理器 | 京都大学大学院医学研究科てんかん・運動異常生理学講座 |

### 第3部 分担執筆者(50音順)

| 酒田あゆみ | 九州大学病院検査部 |
| 重藤寛史 | 福岡山王病院てんかん・すいみんセンター |
| 寺田清人 | 静岡てんかん・神経医療センター神経内科 |
| 飛松省三 | 九州大学大学院医学研究院脳神経病研究施設臨床神経生理 |
| 文室知之 | 国際医療福祉大学福岡保健医療学部医学検査学科 |

# 第1部

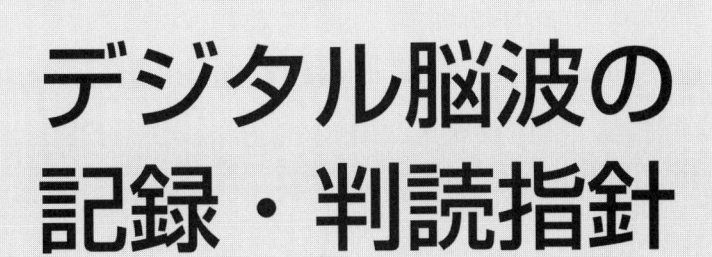

## デジタル脳波の記録・判読指針

# はじめに

1929年にHans Bergerにより臨床応用された脳波検査は80年の歴史をもつ．当初の60年間のペン書き脳波記録の時代を経て，デジタル脳波が1990年から普及しはじめた過去約20年間で，臨床脳波検査上に様々な革新的な恩恵をもたらした[1~6]．たとえば，以下の点があげられる．

①ペン書き出力に頼らない記録方法で記録が確実にかつ容易になった．
②電子媒体でのデータ管理と保管となり画期的に確実で容易となった．
③判読医の判読方法に変化をもたらしてかつ判読精度の向上をもたらした（いったん記録された脳波を，モンタージュ，感度，フィルタなどを目的に応じて自在に操作できる，データの二次処理で視察以上の検討が可能になった）．
④教育的ツールとしての有用性が注目された．
⑤機器が小型化した．
⑥インクや紙のコスト，保存のためのコストが削減された．
⑦データ転送による別室や遠隔地での観察が可能となった．
⑧ビデオ画像を含むポリグラフ・データの同時記録が容易となり，記録容量も増加した．
⑨長期連続記録が可能となった．
⑩脳波定量解析が容易となった．

最近のデジタル脳波システムの国内での普及率もめざましく，関西地区での本学会の関連講習会でのアンケート調査では，完全ペーパレス脳波10％，ハイブリッド使用型56％，アナログ脳波計21％，両方使用8％と普及してきた[7]．

デジタル脳波システムとしては，わが国ではいわゆる「ハイブリッド脳波計」と称して，脳波データは電子媒体で保存しつつ同時に従前同様に紙書き記録を判読用に提供できるシステムが90年代以降主流となった．「ハイブリッド脳波計」はアナログ脳波システムからデジタル脳波システムへの移行期において，紙媒体での判読医の判読要領を尊重し，かつデジタル脳波判読に必要な判読用端末システムのハードの整備の遅れを補完する長所があった．これは日本特有のシステムであるが，結果的に短所としては，判読用端末システムのハードの整備の遅れが是正されることがなく，さらに本格的なデジタル脳波システムに対してユーザーレベルからの改良点・問題点の提起が鈍化することとなった．以上の状況をふまえて，現状を顧みると，以下のような状況である．

記録においては，ハイブリッド型では，良好なペン書きの出力状態を機械的に維持する必要があり，またペン書き脳波で判読する施設ならば，ペン書き脳波記録で求められる必要条件とともにデジタル脳波で求められる記録条件の両者を満たす必要があるが，その認識はあまり高くない．ハイブリッド型では，紙書き脳波のデータが念のためにバックアップされている程度の認識であり，そのためか実際にデジタル記録データを後日二次利用することは比較的少ないアンケート結果である（ハイブリッド脳波システムからの後日再生は，よくある10％，時にある32％，ほとんどない41％[7]）．早晩「ハイブリッド脳波計」もペーパレス脳波システムに移行するのは時間の問題であろう．一方，デジタル脳波システムでの記録では，文献7で示すアンケート調査では，「モンタージュを固定して記録するようになった」「記録中に条件を変更する必要がなくなり簡単になった」と多くの医師・技師が回答している．「技師も判読医も，デジタル記録の脳波は後でモンタージュ等を際限なく変更できるから，記録時あるいは視察判読開始時に脳波を迅速に最適表示することは重要でないと誤解している[8,9]」と指摘される状態が強く危惧される．

一方判読に関しては，いったん記録された脳波を，モンタージュ・感度・フィルタなどを目的に応じて自在に操作できる，あるいはデータの二次処理で視察以上の検討ができるようになり，かつて紙媒体の脳波判読時に切望されていたことが可能となった．しかしながら，判読技能の向上や効率的な判読過程ひいては判読トレーニング研修過程の向上などが，機器面の革新に応分たりえる状況で向上してきたかは問題である．ペン書き脳波計時代には，紙書き脳波を記録された通りに判読していくしか方法がなく，各モンタージュの特徴（長所，短所）を十分理解したうえで，判読時のみならず記録時にもどのモンタージュを選択するかも十分に検討されていた．現在は記録時の表示モンタージュにかかわらず，判読者が任意に表示条件を選択できることから，技師が記録時の表示モンタージュで判読する意義を積極的に見出さず，判読者個人がむしろ慣れたモンタージュで判読するという傾向がある．それが高じて判読者間で「得意とする」モンタージュが異なり，ある脳波所見を同じモンタージュで十分に議

論できないという事態も実際に起こりつつある．

すなわち，デジタル脳波のハード面の恩恵を判読医・検査技師サイドが十分に活かしきれているかということを，現時点で再度評価して，そのための効率的な指針を提供することが重要な時期となっている．特に，脳波の専門医・専門技術師よりも，むしろ脳波の初学者や脳波研修中の医師・技術師が教育的ツールとしてデジタル脳波システムを効率よく活用するには極めて重要である．アメリカでも，このようなむしろ初学者を意識した，自己学習の効率も考慮したデジタル脳波の記録・判読の指針はない[10]．今の時点で臨床脳波の人材育成にも直結する本問題の改善に方策を立てなければ，脳波記録施設と判読施設は今後さらに限られてきて，近い将来に大きな問題となることが懸念される．換言すれば，デジタル脳波システムで，判読医は増えたか？脳波が有効に臨床で利用されているか？という問題点を今後解決できるかに直結する．また"EEG is one of the most abused investigations in clinical medicine"[11]と揶揄された時期を経てデジタル脳波時代になったが，果たしてこの指摘が解決されたかという問題とともに，今後デジタル脳波システムでの臨床脳波の基盤を整備する必要がある．

われわれは，「デジタル脳波計」というスーパーカーを手に入れた．アクセル加速・ブレーキ・乗り心地・室内装備などすべて（デジタル脳波のハード面）はすぐれているが，自分で運転して目的地に速く，安全に，快適に，高い燃費効率でたどり着く（正しく効率的に脳波判読を行う・脳波記録を行う）には，運転マニュアル・ナビゲーター・車の特徴など，うまく運転するためのノウハウ（今回の指針）が必要である．ベテランドライバー（脳波の専門医，専門技術師）にこのような指針は必要ではないが，特に，運転免許取り立ての初心者（脳波の初学者，脳波研修中の医師）は運転がうまくなるためには，このような指針があれば，自己学習をすることが可能となる．なお，上記の内容は本学会学術大会で討論され[12]，本指針を作成する経緯となった．

# 指針の目的

アナログ脳波計時代にいったん確立されていた記録と判読手順をもとにして[4,13]，デジタル脳波が普及した現在において，現状に即した指針として，以下の点などに主眼をおいて解説した．

①アナログ脳波とデジタル脳波に共通する重要事項の再確認
②デジタル脳波に特徴的な重要事項
③デジタル脳波として今後解決検討されるべき事項

具体的には，記録，判読（報告書作成を含む），脳死・体内埋め込み型電気刺激装置などの特殊な状況での注意点，について，順に提示した．また本指針では，具体例の脳波波形の実例をできるだけ多く提示して，具体的な理解が深まることを目指した．

## 文献

1) Wong PKH：*Digital EEG in Clinical Practice*. Lippincott-Raven, Philadelphia, 1996.
2) American Clinical Neurophysiology：Guideline 14：Guidelines for recording of clinical EEG on digital media. *J Clin Neurophysiol* 11：114-115, 1994.
3) American Clinical Neurophysiology：Guideline 8：Guidelines for recording of clinical EEG on digital media. *J Clin Neurophysiol* 23：122-124, 2006.
4) 日本臨床神経生理学会（旧日本脳波・筋電図学会）ペーパレス脳波計検討委員会（石山陽事，池田昭夫，小林勝弘，末永和榮，中村文裕，中村政俊，野沢胤美，平賀旗夫，真柳佳昭）：ペーパレス脳波計の性能と使用基準 2000．臨床神経生理学 28：270-276, 2000.
5) Nuwer MR, Comi G, Emerson R, et al：IFCN standards for digital recording of clinical EEG. *Electroencephalogr Clin Neurophysiol* 106：259-261, 1998.
6) American Clinical Neurophysiology Society：Guideline 12：Guidelines for long-term monitoring in epilepsy. *J Clin Neurophysiol* 25：170-180, 2008.
7) 池田昭夫，橋本修治，幸原伸夫，関西脳波・筋電図研究会：ペーパレス脳波の記録・判読の現状と問題点：アンケート結果から．臨床神経生理学 38：95-104, 2010.
8) Bearden S：EEG reviewing/recording strategy. *Am J END Technol* 47：1-19, 2007.
9) Epstein CM：Digital EEG：trouble in paradise? *J Clin Neurophysiol* 23：190-193, 2006.
10) Nuwer MR：Digital EEG and EEG standards. symposium, 29th International Congress of Clinical Neurophysiology, Kobe, November 1, 2010.
11) Chadwick D：Epilepsy Octet, diagnosis of epilepsy. *Lancet* 336：291-295, 1990.
12) 池田昭夫：ペーパレス脳波の記録・判読の現状と問題点：判読医は増えたか？第 39 回日本臨床神経生理学会教育セミナー（医師向け），平成 21 年 11 月 19 日．
13) 日本臨床神経生理学会臨床脳波検査基準改訂委員会（石山陽事，池田昭夫，小林勝弘，末永和榮，飛松省三，中村文裕，中村政俊，野沢胤美，平賀旗夫，松浦雅人，真柳佳昭）：改訂臨床脳波検査基準 2002．臨床神経生理学 31：221-242, 2003.

# 1 記録の手順と注意点

## サマリーコメント

検査技師の役割としては，以下の2点が求められる．
①記録後に二次処理可能となる質の高い生体信号をデジタル記録すること
②従来のアナログ脳波記録時と同様に，患者の状況に応じて適切なコメントの記録入力，患者への指示，記録中に脳波の表示条件を適切に維持すること

①のためには実波形(＝記録されたままの波形)あるいはそれに近い波形を記録中にモニターすることにより，記録データの質を担保できる(もし従前の紙書き脳波での波形表示以上に二次処理した波形で記録中に表示モニターするとこれを容易に担保できない)．②については記録中に記録技師は自ら記録しながら脳波所見と病態を実時間で把握することができ，さらに記録後に脳波判読医は記録技師の記録中のその状態を追体験しながら，適切かつ効率よく判読を進めることができる．②に関しては▶第1部2．判読の手順と注意点のサマリーコメント(p.18)も同様に参照されたい．

## 1-1 総論

アナログ脳波計による紙記録やデジタル脳波計による電子媒体記録で，共通していることは脳波を判定しながら記録をすることである．そのための必須条件は基礎律動を測定するための十分な意識水準の確保，正確な賦活，アーチファクト対策である．異常波形が出現した場合にはアナログ脳波計はその波形が強調される誘導や局在を決定する誘導に切り替えていたが，デジタル脳波計は異常の内容のイベントマークを挿入して，記録後にリモンタージュで確認することでも対応できる．

なお，デジタル脳波計における較正波形は増幅器やA/D変換器を経由せず，コンピュータ内で生成されているため，増幅器が故障していても較正波形は描けてしまう．そこで増幅器の故障を調べるために，当学会の「改訂臨床脳波検査基準2002」第1部臨床脳波検査の一般的事項，D記録の実施，D-3記録の点検の項で耳朶を含む頭皮上のすべての電極で記録の最初にシステムリファレンス誘導で10秒以上記録するとした(アナログ脳波計でのbiocal.とほぼ同等の意義をもつ)[1]．

### ベーシック システムリファレンス誘導

アナログ脳波計は記録素子(チャネル)ごとに増幅器があり，較正(calibration)とbiocalibration(biocal.)を描くことで，記録条件の均一性を確認していたが，デジタル脳波計は電極の数だけ増幅器があり，その増幅器の基準はシステムリファレンスで，機種により，たとえばC3, C4の平均電位，Cz, A1などが用いられている．

### ベーシック 誘導の選択

一般的な同側基準誘導で最後まで記録するのは多くの情報を見逃す結果となる．なぜならば，この誘導では側頭部の波形が耳朶に波及した場合には打ち消しあって，気付かないのである．そのためには基準誘導にT3-T4，A1-A2の双極誘導を追加して側頭部の情報が確認されれば，この誘導でモンタージュを変える必要がな

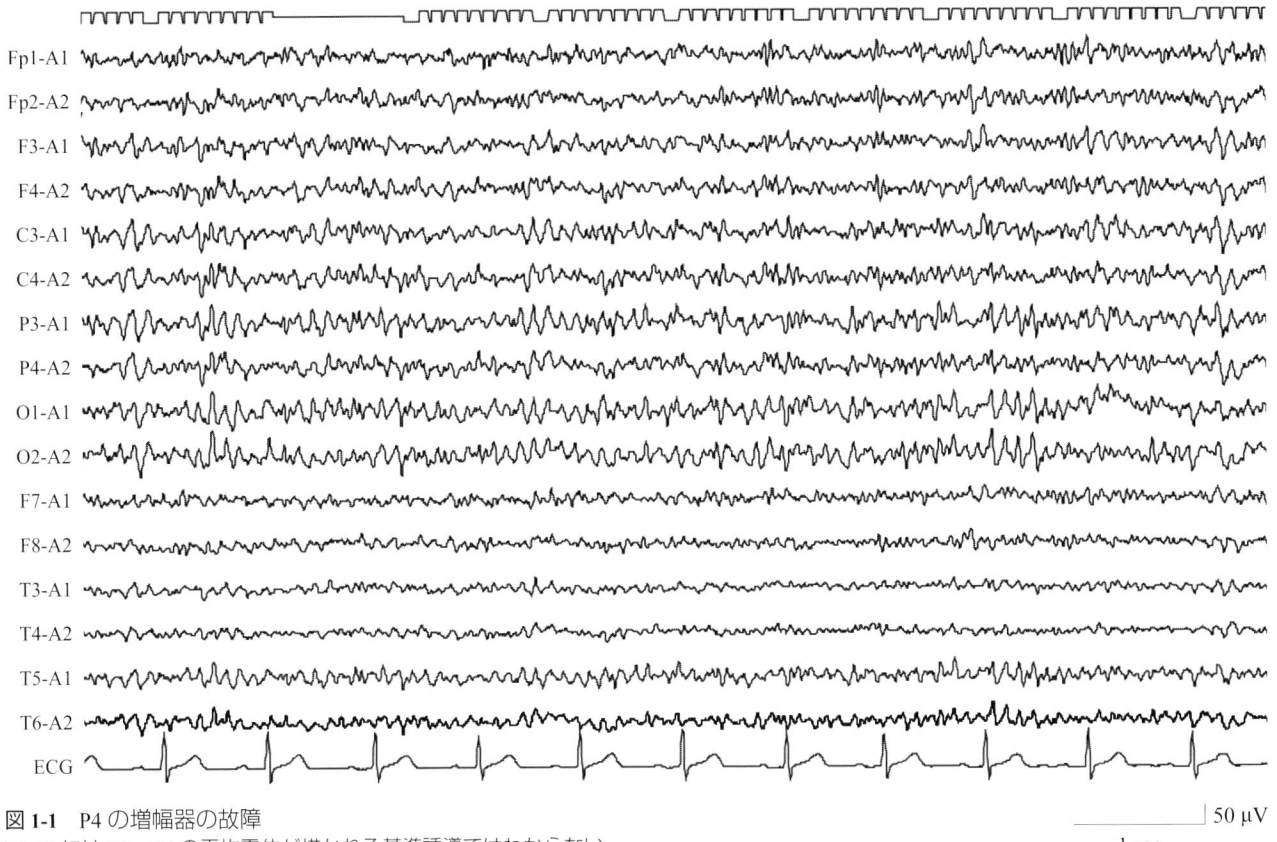

**図 1-1** P4 の増幅器の故障
P4-A2 には C3, C4 の平均電位が描かれる基準誘導ではわからない.
(文献 2 より引用)

く,はっきりとした異常波形や T3-T4, A1-A2 誘導に異常がみられたときはその場所をリモンタージュで縦列双極誘導,平均電位基準法(average reference:AV),発生源導出法(source derivation:SD)等で見直せば判定精度が上昇する[2].

| アドバンス | システムリファレンス |

　デジタル脳波計のすべての電極情報はシステムリファレンスを基準とした電位信号をデジタル化したもので,誘導やフィルタリングはコンピュータのデジタル信号処理部(digital signal processor:DSP)で演算処理される.このように電極情報にはシステムリファレンス(Ref)電位が加味されているので,誘導から増幅器の故障を発見することはむずかしい.P4 の増幅器の故障を例にとると P4 の基準誘導は(P4-Ref)−(A2-Ref)=P4-A2 となるが,P4 の増幅器の故障のため P4 の電極情報(P4-Ref)は 0 V となり,G2 側の A2-Ref が残ってしまう.A2 の電位を 0 とすると,システムリファレンスに C3 と C4 の平均電位を用いるシステムでは Ref は $(C3+C4)/2$ であるから,C3,C4 の平均電位が描かれることになり,増幅器の故障をみつけるのは困難である(図 1-1,図 1-2).

## 1-2 記録時のモンタージュの選択

　基準電極導出モンタージュ(いわゆる単極導出モンタージュ)および双極導出モンタージュを併用する.双極導出モンタージュには縦(前後)方向および横(左右)方向の連結双極モンタージュが含まれなければならない.当学会提案の「標準モンタージュ」を使用あるいは米国臨床神経生理学会推奨のモンタージュを参考にすることが望ましい.

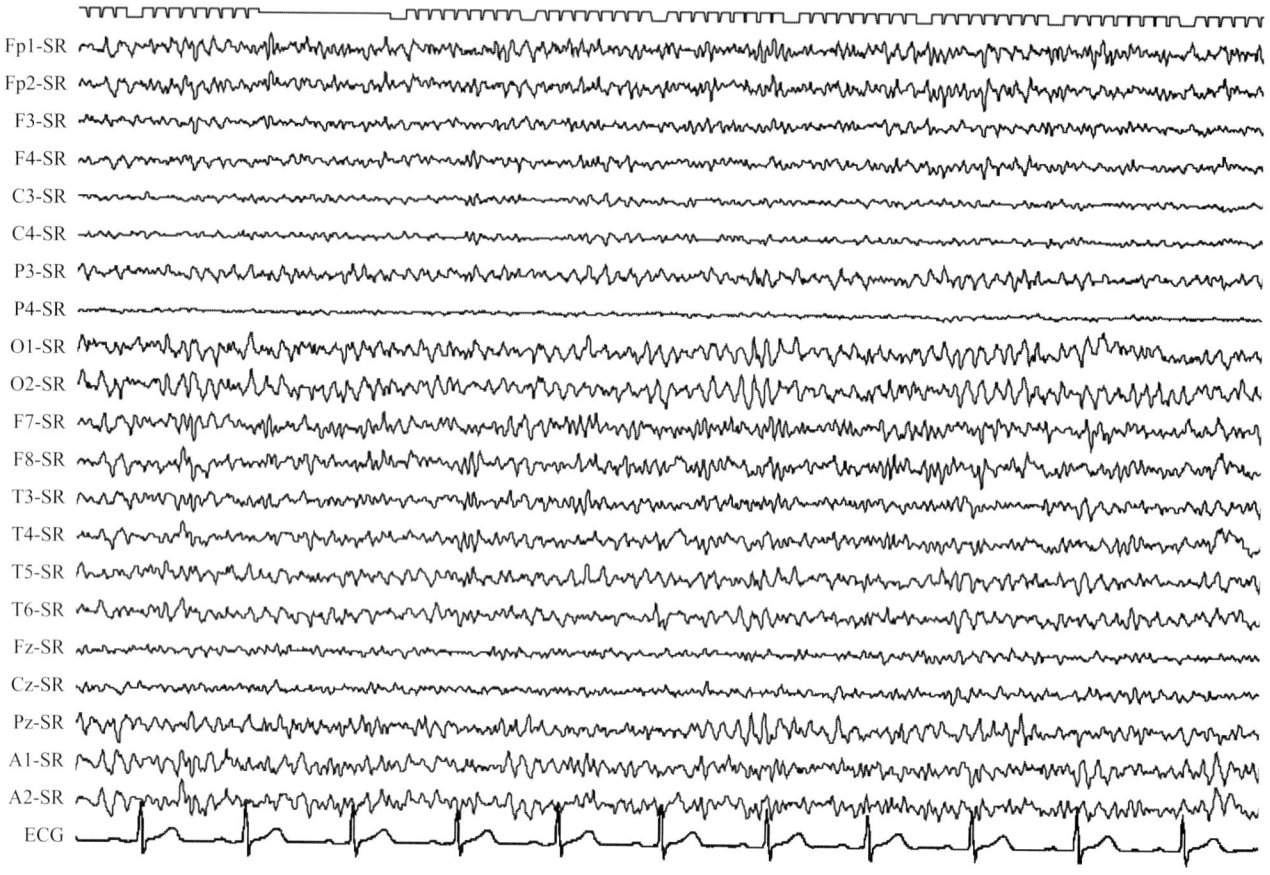

**図 1-2　システムリファレンス誘導**
システムリファレンス誘導ではじめて P4 の増幅器の故障が確認できた．ちなみに A1-SR，A2-SR にも律動がみられるが，これはシステムリファレンス電位いわゆる C3，C4 の平均電位で図 1-1 の P4-A2 の誘導と正負反転したものと同じである．なお，SR は $(C3+C4)/2$ であるため C3，C4，Fz，Cz には同じ波形成分があり，電極の距離が近いため振幅が低くなっている．
（文献 2 より引用）

### ベーシック　両耳朶基準電極導出

　通常両側耳朶または乳様突起に基準電極を置き，左半球上の探査電極には左耳朶を，右半球上の電極には右耳朶を基準として用いる．基準電極に対する各探査電極の下にある電位変動を記録できる．徐波や棘波(spike)がみられた場合，最高電位の場所に局在しているとみなしてよい．ただし基準電極も電位的にゼロはないため「基準電極の活性化」が生じる．電位の高い棘波などが耳朶付近の側頭部に出現すると耳朶電極も電位をもつことになり，耳朶付近の電極との電位差が低い，または極性が反転した波形が得られてしまう．このような場合には必ず双極導出記録を行い対比する．耳朶の活性化がある場合は活性化していない一側の耳朶だけを基準に，または平均電位基準法を利用すると最高電位の場所が見出しやすい場合がある（図 1-3，図 1-4）．

### アドバンス　両耳朶連結電極と両耳朶平均電極

　両者とも，同側耳朶を基準とした通常の単極導出記録において，心電図が多量に混入したとき，心電図混入の軽減を目的として使用される電極である．モンタージュとしていえば，どちらも耳朶基準の単極導出法で用いられる．
①両耳朶連結電極：左右の耳朶(A1，A2)を導線で物理(ハード)的に短絡した電極である．こうすることによって，A1 と A2 間の電位差はなくなり両者は同じ電位を示すことになる．この電極による心電図除去法は，従来からアナログ脳波計において用いられてきた．
②両耳朶平均電極：デジタル脳波計では，A1 の電位と A2 の電位を別々に計測しておいて，その平均電位($(A1+A2)/2$)を計算によって求めることができる．この「計算された平均電位」値をもつ電極(両耳朶平均電極)を基準電位として耳朶基準導出記録を行う．この方

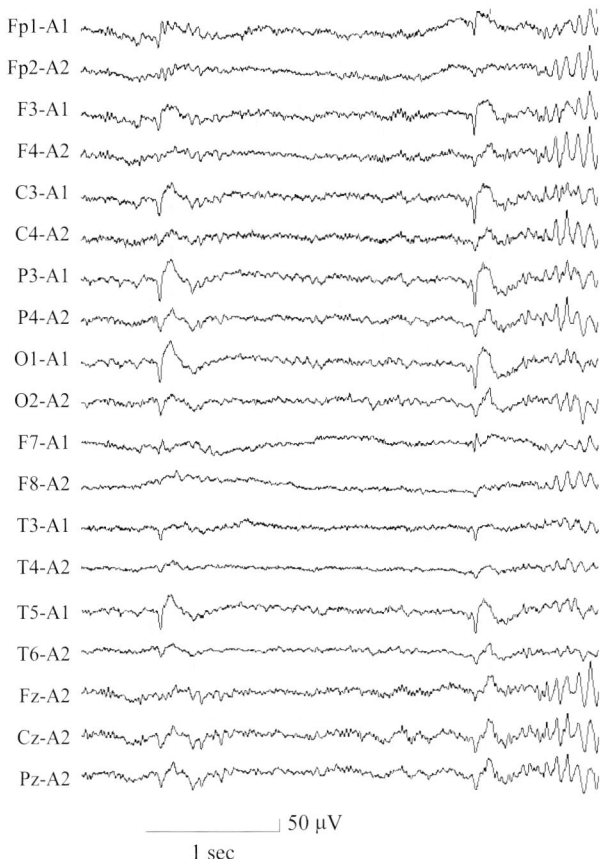

図1-3 耳朶基準電極導出

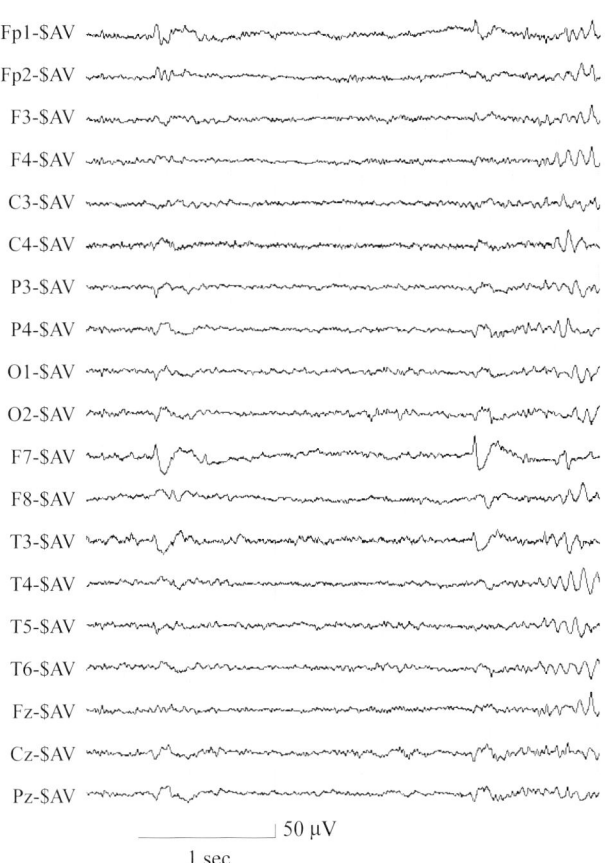

図1-4 平均電位基準導出

法によって，①と同様に心電図の混入をかなり効果的に除去できる．

現在市販されているデジタル脳波計には，①と②の両方を装備している機種が存在するが，両者には以下のような相違があり，使用にあたって注意が必要である．脳波記録時に①の電極を用いるとA1とA2がハード的に同じ電位となるため，判読時にリモンタージュを行ってA1とA2の電位を別々に取り出すことができない．一方，②ではリモンタージュによってそれぞれの電位を取り出すことができる．したがって，デジタル脳波計において心電図が多量に混入してくるときは，はじめに②の電極を用いることが推奨される．②による記録で心電図を十分除去できないときは，①による記録を試みる価値はあるが，①の電極のみを用いてすべての耳朶基準導出記録を行うことは推奨されない．

なお，①と②の表示は，機種によって異なると思われるが，現時点において国内で普及している機種では，脳波記録時のReference選択メニュー（Ref）において「A1＋A2」を選択することで①の電極を選択でき，「Aav」を選択する

ことで②の電極を選択できる．当然のことであるが，脳波記録時には，Reference選択メニュー（Ref）に「A1＋A2」と「Aav」両方の表示がでてきて，それぞれを選択できる．脳波判読時には「A1＋A2」の表示はでてこない．

### ベーシック 双極導出（縦連結・横連結）

頭皮上2個の探査電極を脳波計のG1（−），G2（＋）に入力して電極間の電位差（相対振幅）をみる．近接する電極を順次連結して記録することが一般的である．二つの電極間電位差をみるので位相の逆転（phase reversal）により局在性の異常を見出しやすい利点がある．ただし，二つの電極間の電位差が小さいと振幅が低下し，平坦にみえることがあるが，これは二つの電極電位がほぼ等しいと判断しなければならない．このような場合は探査電極の電位を基準電極導出法で観察する必要がある．また，1列だけでは局在付けが十分とはいえず，縦に数列，横に数列連結させ，それらを複合的に観察することで対象とする脳波の局在付け，その広がりを判

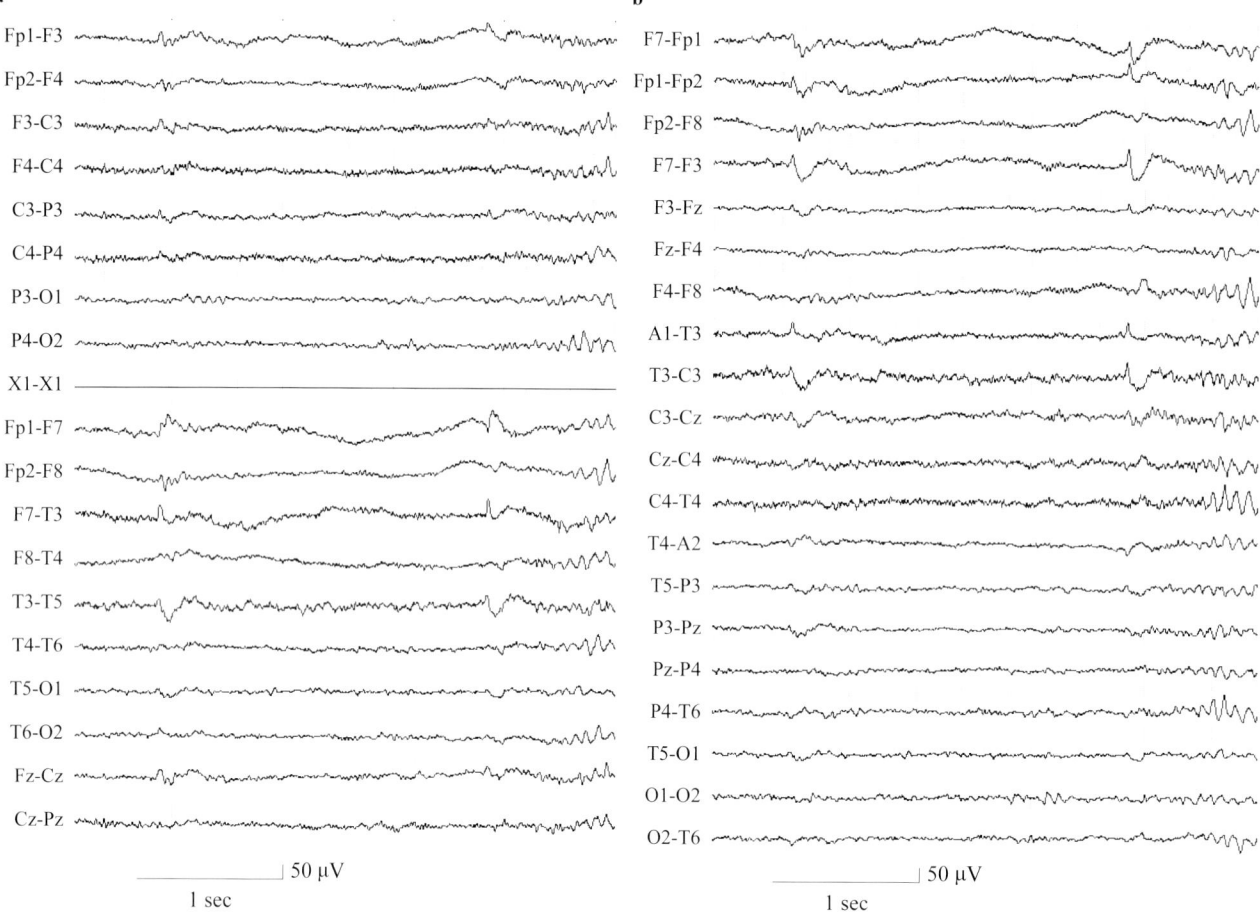

図 1-5 双極導出(a：縦列連結双極導出，b：横列連結双極導出)

断することができる(図 1-5)．

　基準電極導出法と双極導出法を組合せ，その長所と短所を知ったうえで脳波記録を行う必要がある．また，記録者は判読者がモンタージュの組合せから背景活動と徐波，棘波などの異常波を区別し，異常波の局在付けが視認しやすいようにモンタージュ選択をしなければならない．

### アドバンス 平均電位基準法

　全電極の脳波電位から演算処理した平均値を基準とする．耳朵基準の活性化を避ける，脳波異常の局在を明確に示しうるという利点がある一方で，どれか一つの電極にアーチファクトなど大きな入力がある場合や，広がりをもった高振幅電位があるとその電位を含んだ平均値が基準となるため，全導出に影響することになり注意を要する(図 1-4)．

### アドバンス デジタル脳波計での局在の決定

　アナログ脳波計で棘波が検出された場合には双極誘導や AV 誘導で局在の決定が一般的であるが，デジタル脳波計では発生源導出法(source derivation：SD)[*1]は局在の決定の一方法である．記録後にリモンタージュする場合には T3-T4，A1-A2 に異常を疑わせる波形が認められた場所を SD 法[3]等の誘導で見直すことで，判定精度が上昇する(図 1-6a〜f)．

---

[*1] 発生源導出法(Source Derivation：SD，Current Source Density：CSD，Laplacian montage)
記録電極の近傍の 4 電極の平均電位を基準とする誘導法で，C3 を例にとるとその周りの電極の組合せの平均電位(F3+T3+P3+Cz)/4 となるが，Fp1, Fp2, O1, O2, Fz, Pz のように端の電極は重み付けをした電極の組合せになる．たとえば Fp1 の基準は 1/3 [Fp2+F7+1/2(F3+F4)] となる．このような計算導出法の不均一を避けるため，拡大 10-20 法の sub-temporal electrodes(F9-10, T9-10, P9-10 など)を追加する案がある．本法は近傍からの波及を抑制できるので，深部からの全般性放電を抑制して，局在波形が顕著になる．しかし，狭い範囲での平均基準誘導になるために描かれる α 波の振幅が基準誘導のほぼ 1/2 に減衰する．そのため感度を 2 倍にすることで，基準誘導と同等になる．これ以外にも，Hjorth や Surface Spline Laplacian の方法がある．

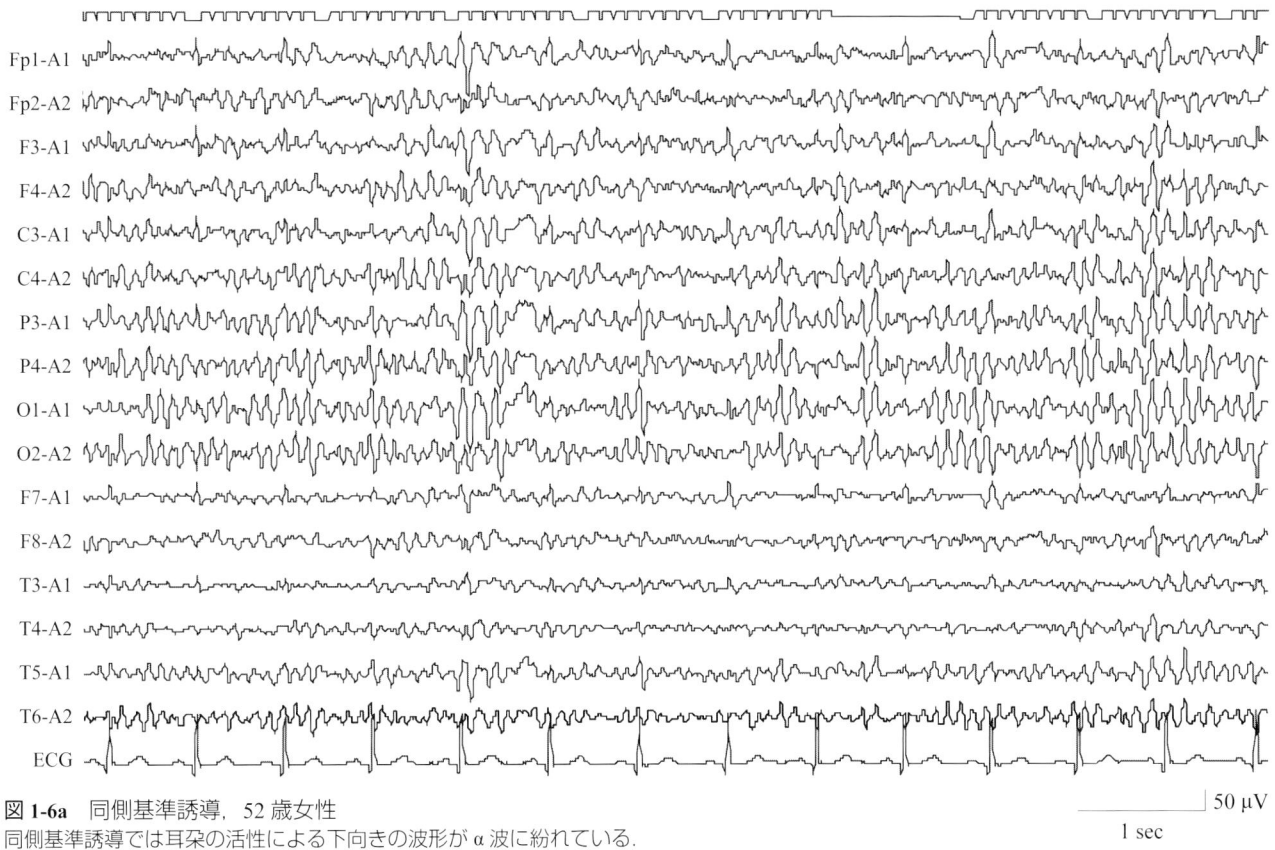

**図 1-6a** 同側基準誘導，52 歳女性
同側基準誘導では耳朶の活性による下向きの波形が α 波に紛れている．

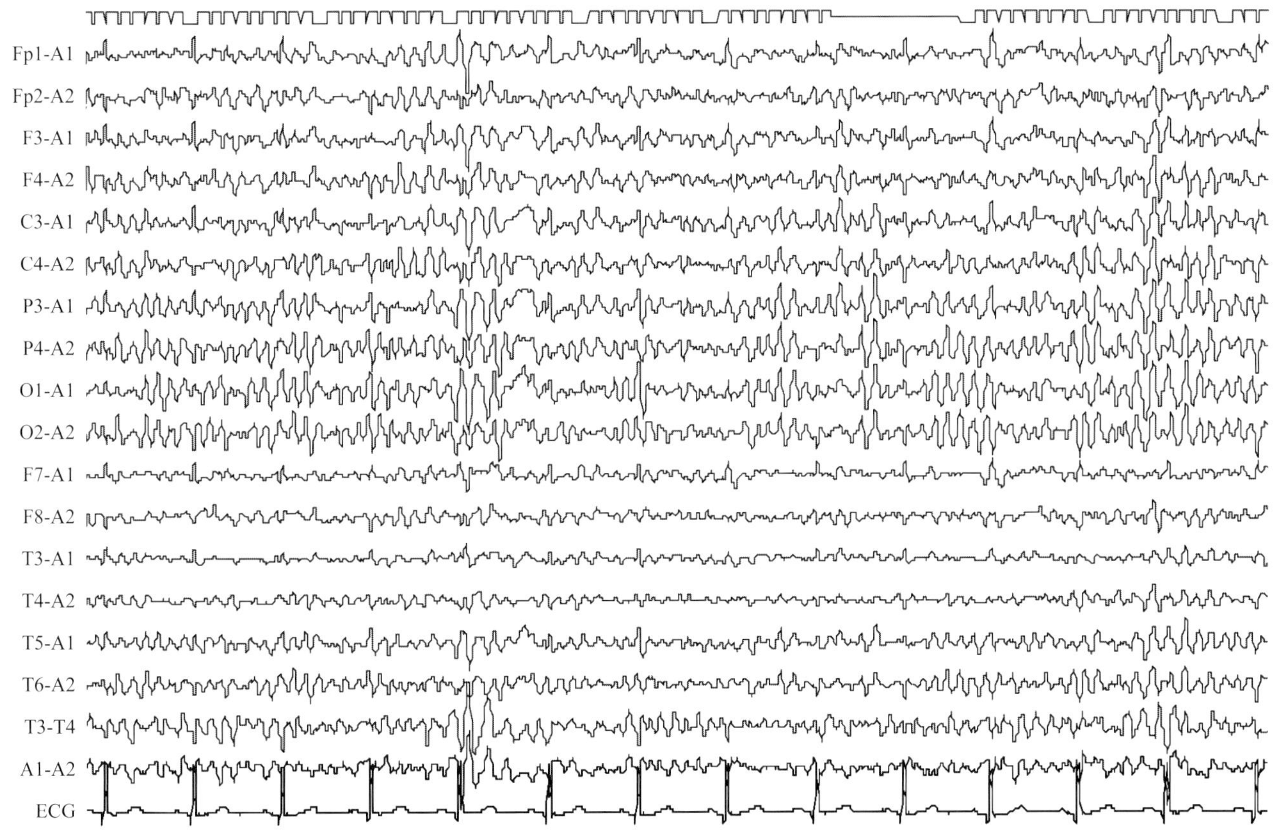

**図 1-6b** 同側基準誘導に T3-T4，A1-A2 誘導を追加
T3-T4，A1-A2 誘導で wicket spike が確認された．

1 記録の手順と注意点

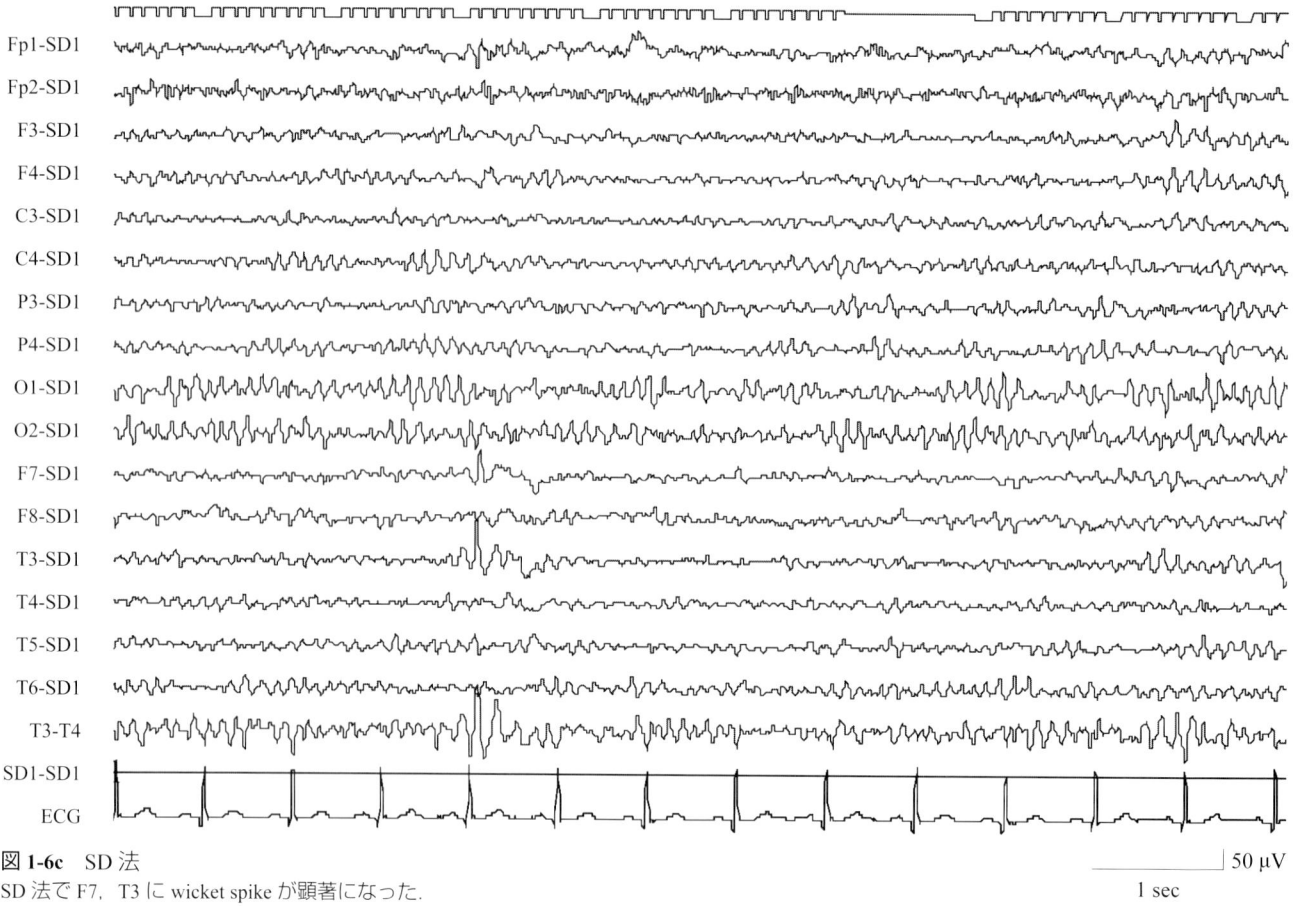

図 **1-6c** SD 法
SD 法で F7，T3 に wicket spike が顕著になった．

50 μV / 1 sec

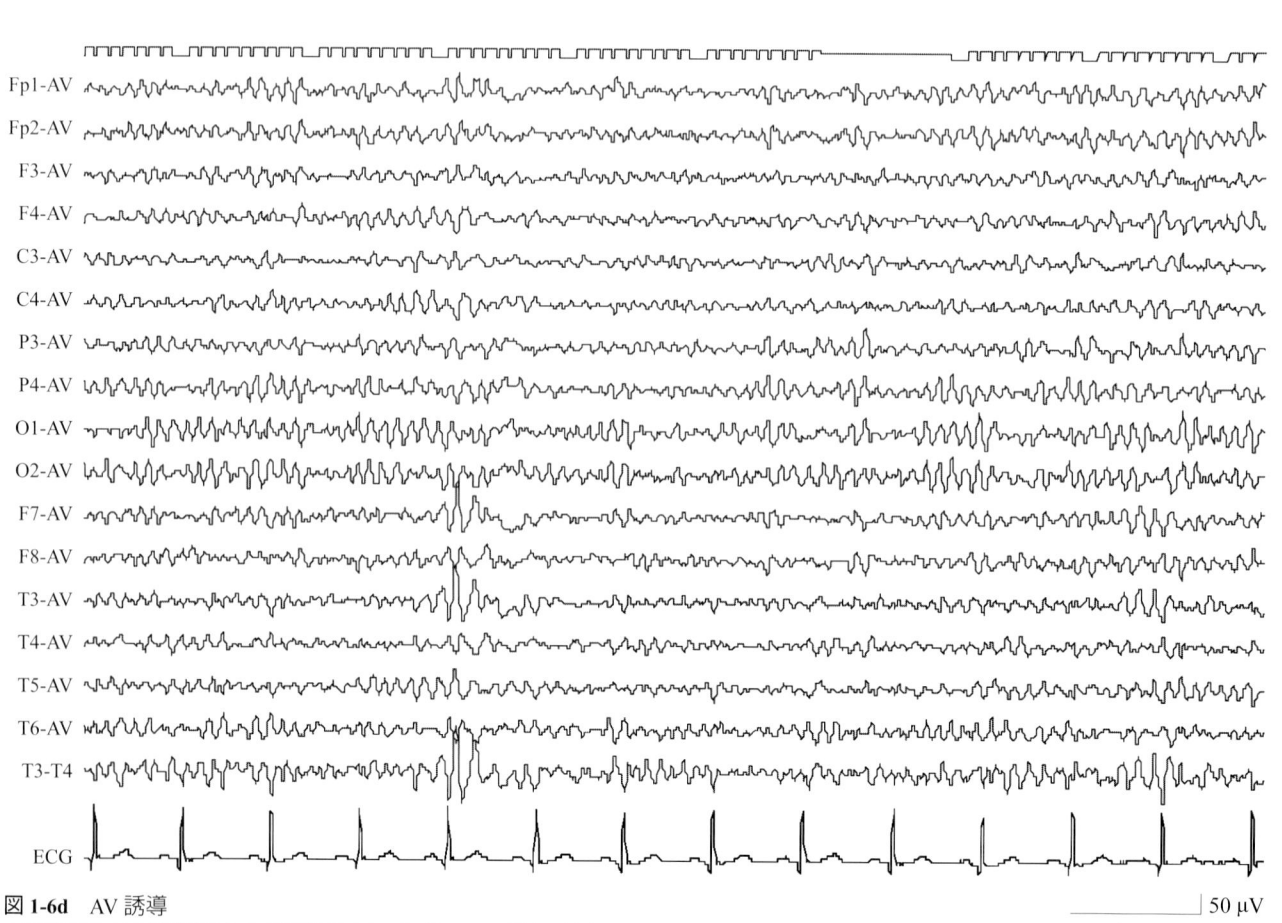

図 **1-6d** AV 誘導
本誘導はアナログ脳波計にも標準装備されているので，棘波の検出に有用である．

50 μV / 1 sec

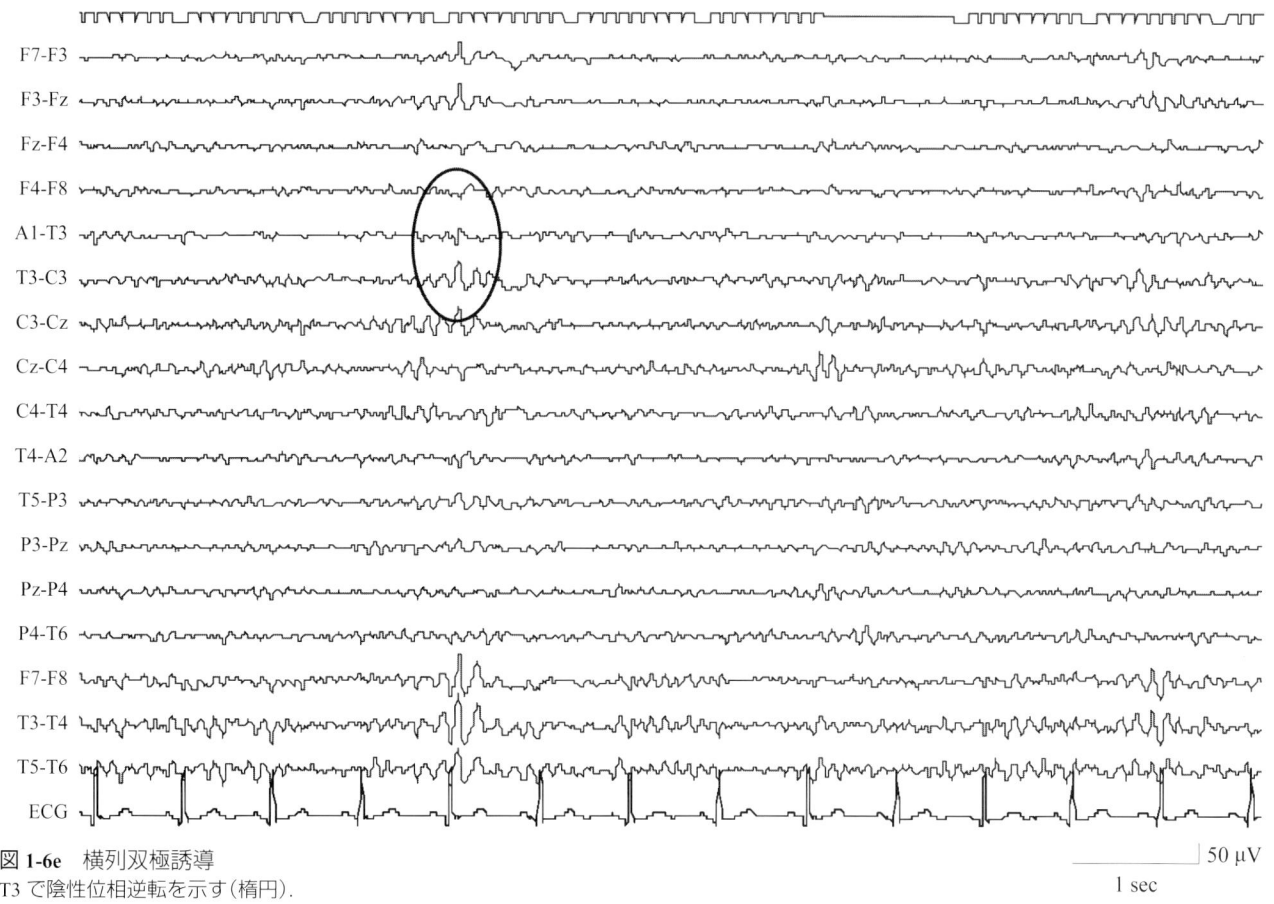

図 1-6e　横列双極誘導
T3 で陰性位相逆転を示す（楕円）.

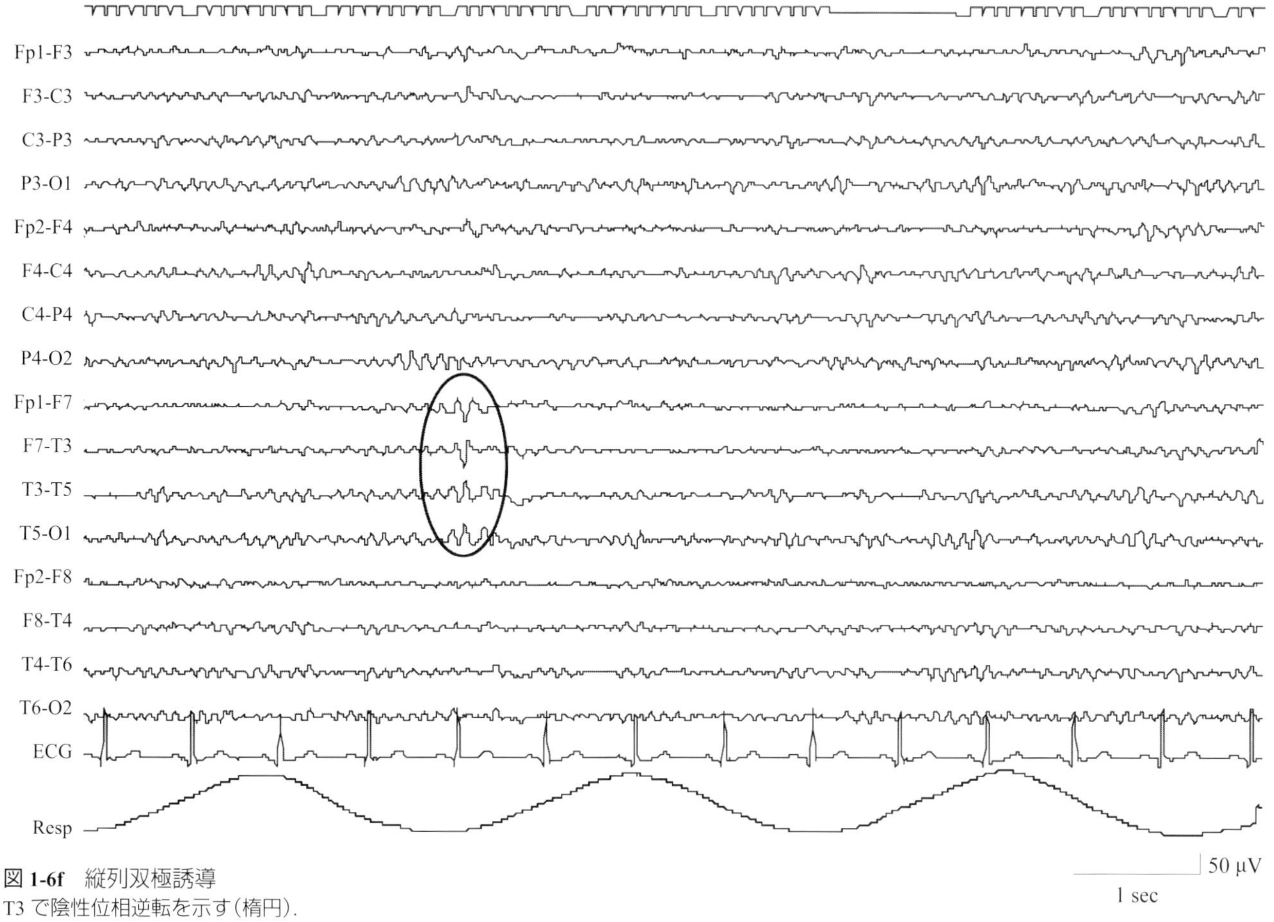

図 1-6f　縦列双極誘導
T3 で陰性位相逆転を示す（楕円）.

1　記録の手順と注意点

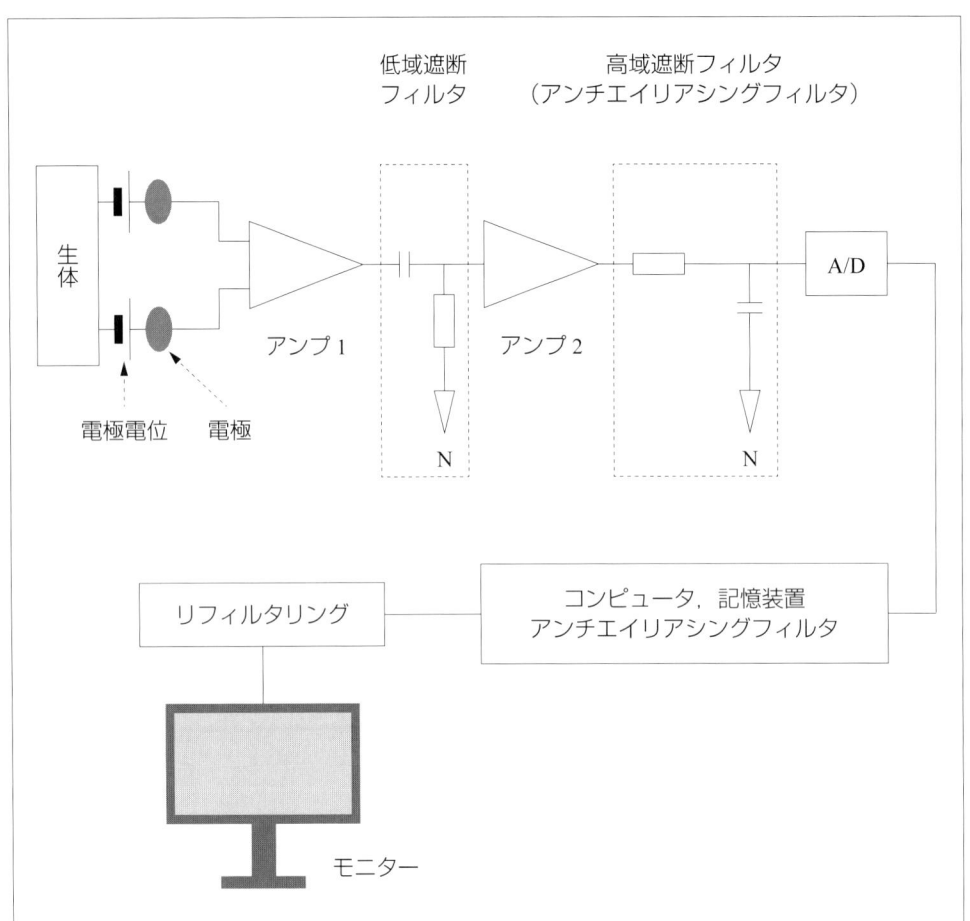

**図 1-7 抵抗とコンデンサーからなるアナログフィルタ**
初期段階でのフィルタ(=ハードウェアフィルタ)と,A/D 変換後の再生時のリフィルタリングの関係.電極電位は便宜的に生体側陰性の電池で表した.A/D 変換後にダウンサンプリングする場合,アンチエイリアシングフィルタが必要になる(サンプリング周波数に応じて自動的に設定される機種が多い).
(文献 4 より引用)

## 1-3 デジタル脳波計のフィルタ構成とフィルタ条件の選択

### ベーシック フィルタ構成

デジタル脳波計のフィルタは,以下の 3 種類に区別できる.
①A/D 変換前に組み込まれているアナログフィルタ
②A/D 変換後にデータをハードディスクに保存する際に機能する高域遮断デジタルフィルタ
③判読時にリフィルタリングを可能にするデジタルフィルタ(図 1-7).

①と③には低域遮断フィルタ[*1]と高域遮断フィルタ[*2]の 2 種類が存在する.①,②は脳波の記録・保存時,③は脳波の表示・判読時に作動/使用する.①の低域遮断フィルタは脳波記録時に作動するフィルタであるが,再生時にリフィルタリングが可能となるように,多くの場合,2 秒あるいは 10 秒といった長い時定数に設定されている.時定数が 2 種類ある機種では,記録前に 2 秒か 10 秒か検者が選択できる.通常の脳波記録ではドリフトを抑えるために時定数 2 秒が用いられるが,電気皮膚反応(galvanic skin response:GSR),眼球運動,事象関連電位等を記録する場合には 10 秒に変更する必要がある.

①の高域遮断フィルタは A/D 変換に際し生じるエイリアシングノイズを除去する目的で挿入されている(アンチエイリアシングフィルタ).たとえば,一般的に用いられている脳波計では,脳波記録時のサンプリングレート(サンプリング周波数)が 1000 Hz になっているものがある.この際,入力信号は,300 Hz の高域遮断アナログフィルタを通過させたあとで,

A/D変換するように設計されている．その理由は，サンプリング周波数1000 Hz で A/D変換するとき，500 Hz（ナイキスト周波数）以上の高周波成分が発生させるエイリアシングノイズを除去するためである．しかし，500 Hz の高域遮断アナログフィルタでは，500 Hz 以上の波形を完全には除去できない．そこで 500 Hz 以上の波形をより完全に除去するために，入力信号を 300 Hz の高域遮断アナログフィルタを通過させたあとで，A/D変換する構造となっている．この高域遮断周波数は変更できない．

②のフィルタは以下のようなものである．1000 Hz でサンプリングされたデータは，一時的にコンピュータ内に蓄えられているが，これをハードディスクに保存する際に，たとえば 200 Hz あるいは 500 Hz などに間引いて保存する（リサンプリング）[*3]．機種により間引く周波数は選択できる．この際，間引く前に高域遮断デジタルフィルタが入る．200 Hz に間引くことは 200 Hz でサンプリングすることに等しいので，100 Hz 以上の周波数に由来するエイリアシングノイズを防ぐために，機種により 60 Hz の高域遮断フィルタが入る．500 Hz の場合は 120 Hz の高域遮断フィルタが入る．これらも機能としていえばアンチエイリアシングフィルタである（この高域遮断フィルタは，コンピュータでソフト的に作られるデジタルフィルタであるが，周波数特性はアナログフィルタに似せたものとなっている．このフィルタも設定を変更できない）．

③のフィルタは脳波記録後の再生・判読時のリフィルタリングに用いられる．脳波を再生するときは，ハードディスクに格納されたデータを呼び出して判読することになる．このデータの低域遮断周波数は，記録時に設定された時定数で決まる．2秒では 0.08 Hz，10秒では 0.016 Hz 以下の周波数が遮断される．

また，データの高域遮断周波数は，機種により 200 Hz にリサンプリングした場合は 60 Hz であり，500 Hz のときは 120 Hz である．これらの値を上限として，脳波記録後のリフィルタリングが可能となっている．このリフィルタリングはソフト的にデジタルフィルタを介して行われるが，周波数特性はアナログフィルタに似せたものとなっている．このほか，脳波判読時には，交流除去フィルタ（alternating current filter：ACF，Notch Filter）やラピッドフィルタ（rapid filter），electrocardiogram（ECG）フィルタなどを設定できるが，これらもコンピュータによるソフト的なデジタルフィルタである．

脳波表示のフィルタの設定は低域遮断フィルタ 0.5 Hz（時定数 0.3 秒）で高域遮断フィルタは 60 Hz が推奨されているが，被検者の状態や記録環境に対応して任意に変更すべきである．たとえば棘波を目的とした記録で好発する入眠期には発汗によるドリフト（基線の動揺）でみにくいことがある．そのような場合には低域遮断フィルタ（low-cut filter：LCF）を 1.5 Hz に変更するが，それでもドリフトを抑制できない場合にはさらに周波数を上げて，棘波が認識できる水準で判読する必要がある（図 1-8a, b）．

---

[*1] ①の A/D 変換前の低域遮断フィルタ（ハードウェアフィルタ）
脳波の直流電位成分を除去し，脳波計への信号の過大入力を抑制するもので，機種により，時定数 0.3 秒，2 秒，5 秒，10 秒などに設定される．

[*2] ①の A/D 変換前の高域遮断フィルタ（ハードウェアフィルタ）
A/D 変換器のサンプリング周波数で決まる高域遮断フィルタで，サンプリング周波数の 1/5〜1/3 程度の周波数に設定される．サンプリング周波数が 1000 Hz の場合で 300 Hz のアンチエイリアシングフィルタが自動的に設定されるので，300 Hz 以上の信号は減衰する．なお，機種によっては記録時よりも低いサンプリング周波数でデータを保管するため，たとえばデータを保管する際のリサンプリングでサンプリング周波数が 500 Hz では 250 Hz より低い遮断周波数のアンチエイリアシングフィルタ，サンプリング周波数が 200 Hz では 100 Hz より低い遮断周波数のアンチエイリアシングフィルタでデジタル処理によりダウンサンプリングされる．

[*3] ②の A/D 変換後のリサンプリング
当学会が推奨するリサンプリング周波数は 500 Hz である．

---

高域遮断フィルタ（high-cut filter：HCF）15 Hz は筋電図が β 波のようにみえることがあるので，必要に応じてどうしても使わなければならない場合には，時折 HCF 60 Hz に切り替えて筋電図混入の状態を把握する．交流除去フィルタ（ACF）は記録開始時には必ず off にしておかなければならない．常に on にしておくと電極の装着不良や付け忘れが気づかれないことがある．

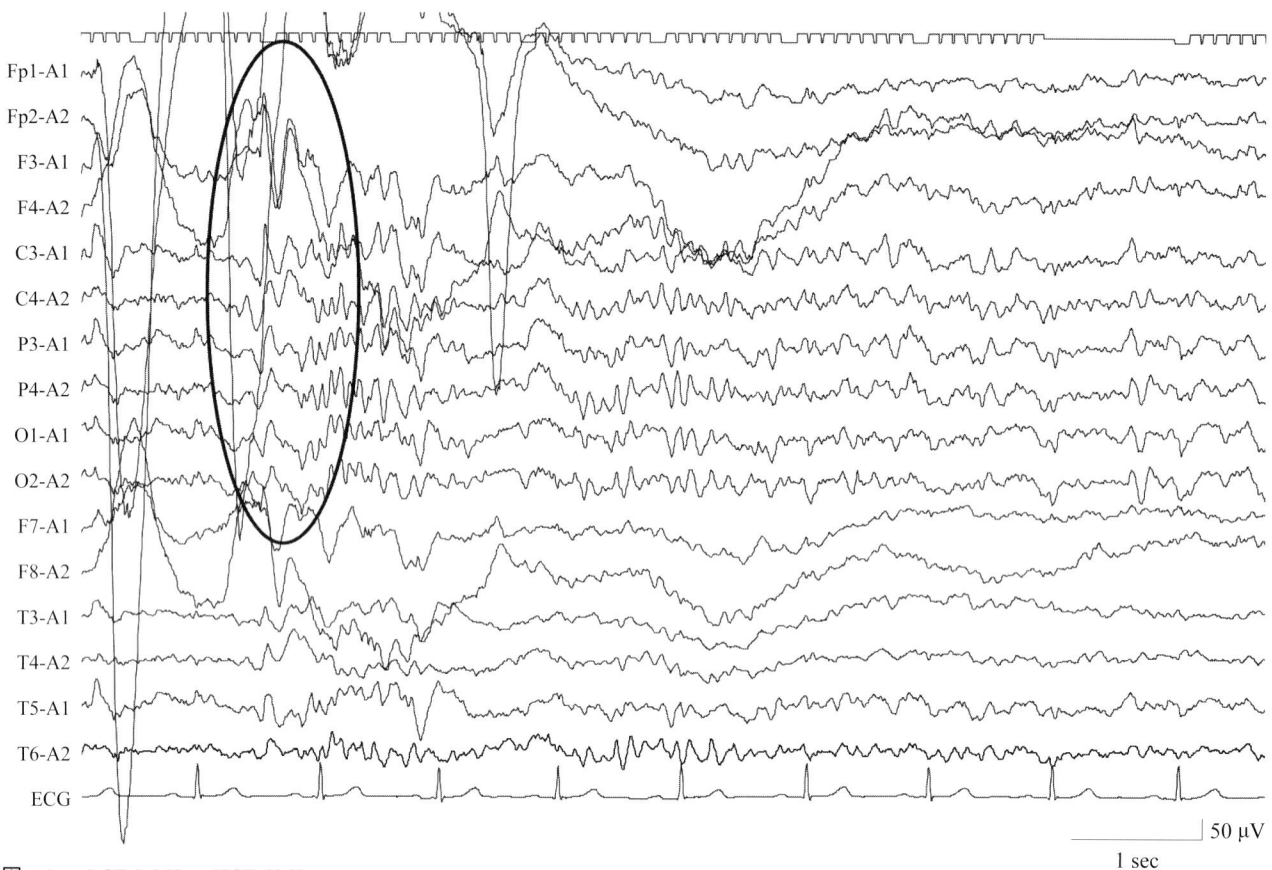

**図 1-8a** LCF 0.5 Hz, HCF 60 Hz
楕円のなかに棘波が出現している.
(文献 2 より引用)

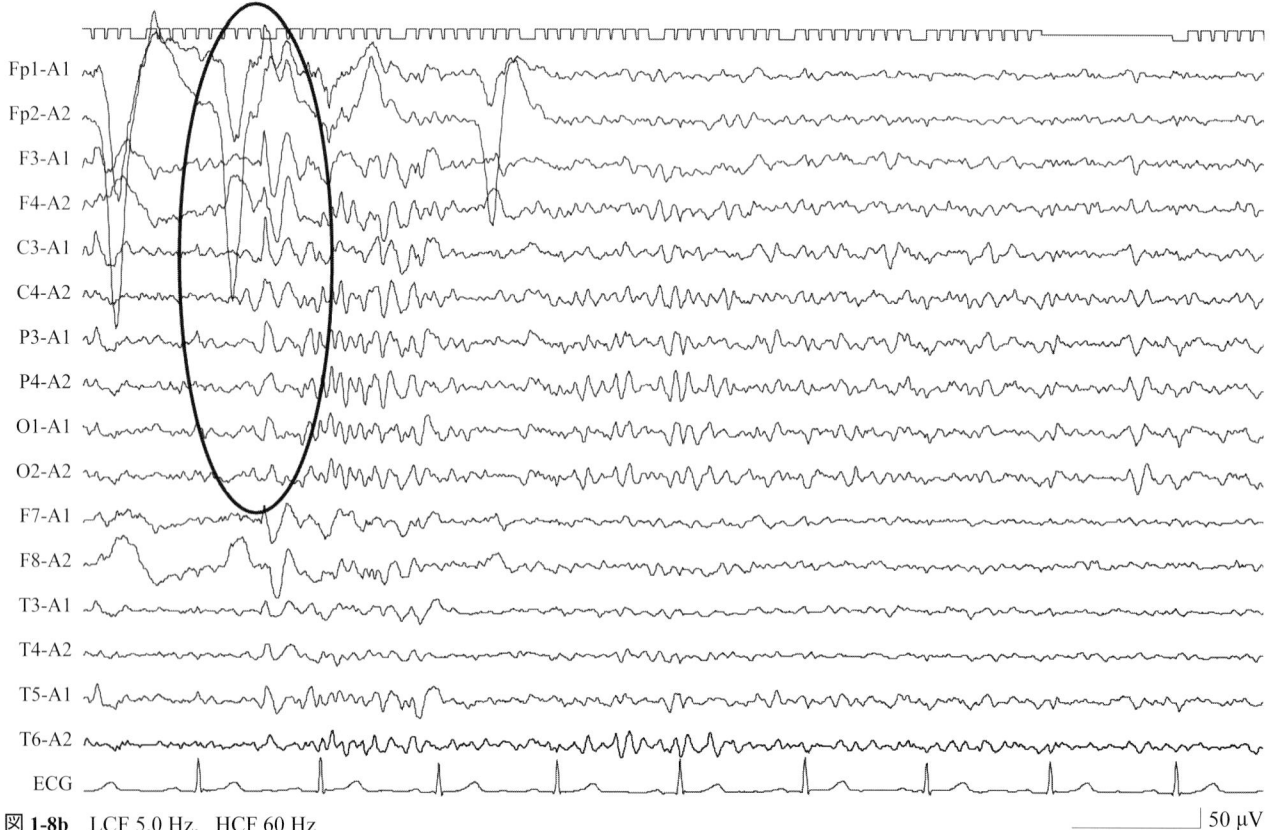

**図 1-8b** LCF 5.0 Hz, HCF 60 Hz
楕円のなかに棘波が認められた(一般に,時定数を短くすれば(＝LCFを大きくすれば)徐波の振幅が小さくなる以外に,波形があたかも微分されるため波形自体が変化して,尖っていない波形も尖ってみえてきて棘波様に変化する場合もある.このような場合,時定数は変えずに,アーチファクトを含む表示波形を消して,検証したい波形がみえるようにする方法も考慮する).
(文献 2 より引用)

| アドバンス | フィルタ条件の設定 |

初期段階（A/D 変換前）のハード時定数は過大入力信号（電極電位，あるいは入力信号の大きな直流電位等）を抑制するもので，時定数 0.3 秒，2 秒，5 秒，10 秒などが機種により装備されている．眼球運動や呼吸曲線などを記録する場合には時定数 10 秒に設定する必要があるが，脳波には発汗等のドリフトの影響が目立つことになる．また，アンチエイリアシングフィルタは記録時に 1000 Hz でサンプリングすると，機種によっては自動的に 300 Hz の高域遮断フィルタがかかるので，高域の周波数特性は 300 Hz になるが，リサンプリングの場合にはサンプリング周波数が 200 Hz では 60 Hz の，500 Hz では 120 Hz の高域遮断フィルタがかかる．

## 1-4 記録の最中の注意点

| ベーシック | デジタル脳波計記録のための基礎知識 |

〈記録前〉

**1）システムリファレンス**

デジタル脳波計では電極接続箱の G1（−）端子には各電極端子が，G2（＋）端子には共通電極を接続する．この共通端子をシステムリファレンスとよび，C3, C4 の平均電位，Cz, A1 電極などが使用されている．使用する機種によりどの電極をシステムリファレンスにしているか確認する必要がある．システムリファレンスを基準とした測定により，リモンタージュが可能になる．

**2）ニュートラル電極（シグナルアース）**

フローティング入力方式の脳波計ではボディアースは大地への接続とは無関係であり，差動増幅器を機能させるための基準点（中性点）である．アナログ脳波計と同様に被検者の前額部にとる．直接接地（アース）と接続してはならない．脳波計では Z や E の入力端子があり，機種で表示が異なる．

**3）サンプリング周波数**

デジタル脳波計では波形の歪みを軽減するため A/D 変換前の前処理としてアンチエイリアシングフィルタが設定されており，サンプリング周波数の約 1/3 周波数までがほぼ正確に描画および保存される．脳波の速波成分（β, γ 波帯域）と，脳波中にアーチファクトとして混入する筋電図波形を区別するため，通常保存時のサンプリング周波数を 200 Hz 以上に設定する．

**4）電極インピーダンス**

デジタル脳波計ではニュートラル電極（Z 電極など），耳朶電極（A1, A2），システムリファレンス電極（C3, C4 など）など，機種により決まった電極を介して測定するため，必ずこれらの電極が装着されなければならない．また，これらの電極を適正に装着してから測定するべきである．

**5）較正記録**

記録の最初と最後には標準感度 50 μV/5 mm, 標準時定数 0.3 秒，高域遮断フィルタ 60 Hz または 120 Hz の状態で標準較正波形を記録する．記録中に変更があればその都度，または記録の最後にまとめてすべての条件での波形を記録する（前者の必要性は，アナログ脳波計と同様に，デジタル脳波計においても変更された表示フィルタと感度を担保する意義がある）．

**6）記録の点検**

電極単位ごとの増幅器点検のため，システムリファレンス電極を基準とした誘導（オリジナルデータ）を頭皮上の全電極部位について記録する．システムリファレンスの妥当性を確認することになる．

〈記録中〉

従来のアナログ脳波記録時と同様に，患者の状況に応じて，適切なコメントの記録入力，患者への指示，記録中脳波の表示条件を適切に維持することが肝要である．記録中に記録技師は自ら記録しながら脳波所見と病態を実時間で把握することができ，さらに記録後に脳波判読医は，記録技師の記録中のその状態を追体験しながら，適切かつ効率よく判読を進めることができる．

**1）記録時間**

モンタージュごとに少なくとも 2 分間程度の連続記録を行う．主要なモンタージュについて

は1回以上の開閉眼を行うことが望ましい．全体として30分以上を目安とし必要に応じて増減する．最初に睡眠記録で記録開始した場合でも，可能な限り覚醒時記録を省略すべきでない．賦活効果判定のため，過呼吸開始直前に1分程度同一モンタージュで安静覚醒記録を行い，終了後は2分程度記録を続ける．脳波以外の生体情報を得るために，ポリグラフ記録を行う．たとえば心電図，眼球運動，表面筋電図，呼吸曲線などである．視認しやすいようにチャネルごとに色を変えて波形を描画することも可能である．

### 2）記録時の表示条件

記録中にアーチファクトが混入し，脳波の判読に支障をきたすと考えられる場合には表示条件を変更することができる．また保存後に条件を変えて再生することも可能である（リフィルタリング機能）．ここで言及する以下のフィルタおよび感度は，基本的に表示機能であって，記録者が波形をモニターしやすくするために設定することになる．記録フィルタは図1-7でいうハードウェアフィルタで，記録中には固定されている．一方，アナログ脳波計では，記録時

表1-1 低域遮断フィルタの設定例

|  |  | 時定数 |
|---|---|---|
| 脳波 | 0.5 Hz | 0.3秒 |
| 眼球運動 | 0.1 Hz | 1.5秒 |
| 筋電図 | 5.0 Hz | 0.03秒 |
| 心拍数 | 1.5 Hz | 0.1秒 |

数値は1次のバタワースフィルタ（Roll off-6 dB/Oct）の場合

の設定でしか判読できなかったが，デジタル脳波計では，記録時のハードウェアフィルタの設定とは関係なく，判読時にリフィルタできる．

### 3）低域遮断フィルタ

通常デジタル脳波記録では0.5 Hz以上の波形を正確に描画する必要があるため，一般的に時定数0.3秒を用いることが多いが，呼吸や発汗による基線の揺れなど周波数が0.5 Hzよりも遅い成分が混入する場合に時定数を0.1秒へ変更し，判読しやすくすることができる．ただし，この場合1.5 Hz以下（δ帯域）の成分も矮小化されて描画されるため，低振幅δ波が出現し

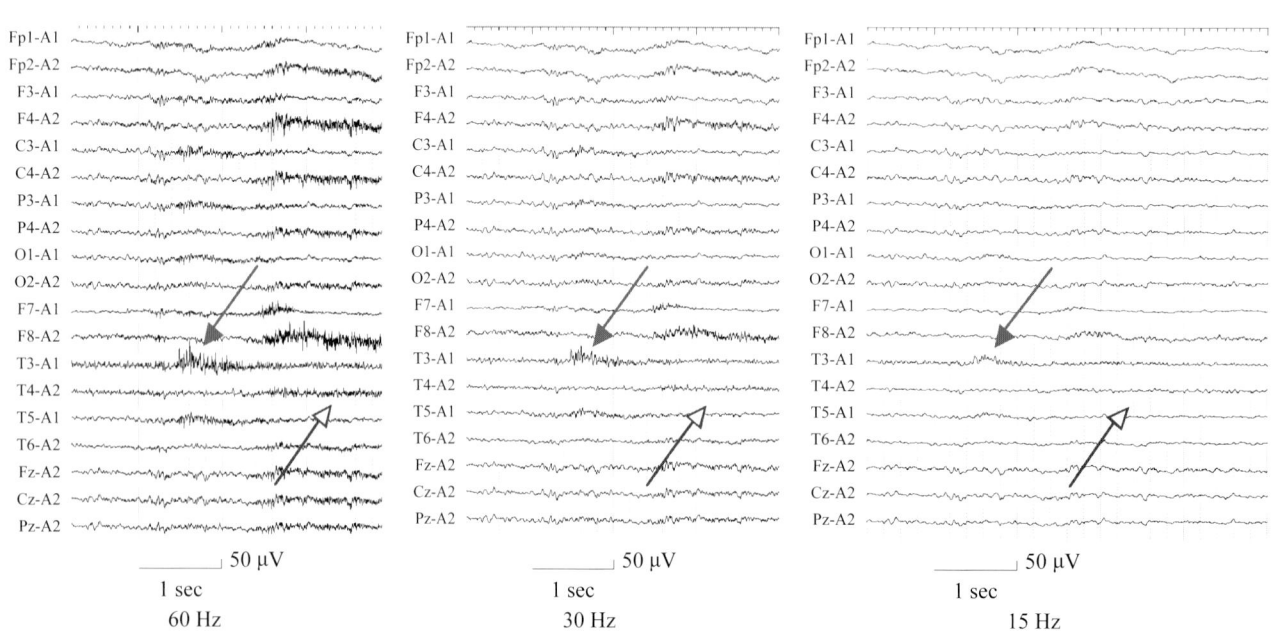

図1-9 高域遮断フィルタによる波形変化
高域遮断フィルタ60 Hzの場合，筋電図と判断できる成分がみられる．
30 HzではT3-A1（黒矢印），T4-A2（白矢印）の導出で筋電図の振幅低減し，全導出でα波，β波が多く出現しているようにみえる．
15 Hzにするとさらに振幅低減し，黒矢印部はδ波にβ波が重畳，白矢印では律動性β波が持続しているようにみえる．このようにフィルタにより波形の歪みが生じることでみやすくなるメリットと判読を誤らせるデメリットが共存する．

ている場合は安易に使用せず，基線の揺れの原因除去を優先すべきである．特殊な分析法を行う場合はこの限りではない（表1-1）．

### 4）高域遮断フィルタ

通常 60 Hz または 120 Hz 記録を標準とする．判読に不要な高域信号がみられる際には遮断周波数 60 Hz 使用する．さらに遮断周波数が低いフィルタの使用は波形の歪みから β 波，筋電図，交流雑音などとの区別がつきがたいことがある（図1-9）．

### 5）表示感度

標準的な感度を 10 μV/mm（50 μV/5 mm）として，必要に応じて増減することができる．小児など高振幅成分が多い場合は 15 μV/mm（75 μV/5 mm）や 20 μV/mm（100 μV/mm）で表示することが望ましい．

### 6）被検者の観察

記録中は被検者を観察し，各種賦活，体動，発作症状などの異常運動などを観察しながら，諸事象をイベントとして記録する．

〈記録後〉

### 1）記録保存

電子媒体での記録保存は真正性，見読性，保存性，プライバシー保護を現行の機種の性能に応じて利用者の責任において実施されなければならない．各種メディアの施錠保管，PC やサーバーはデータにアクセスできるユーザーの制限または ID 管理などが必要である．

# 2 判読の手順と注意点

> **サマリーコメント**
>
> デジタル脳波判読における基本的な考え方は，アナログ脳波の時と変わらない．しかしながら，判読において，モンタージュの選択，フィルタ，振幅の選択は判読者が自由に選択できるが，逆に選択肢が広がりすぎるために，その原則が必要となる．以下に判読時の考え方の基本を示す．

### ベーシック 脳波判読の基本

#### 1）判読時の条件設定

脳波の記録時は適宜患者を観察しながら，脳波技師が状況に応じて適切な記録が表示できるように，表示波形の条件を変更して対応することが期待される．またアナログ脳波と同じように，表示モンタージュを双極導出および基準導出を組み合わせながら適宜変更して記録する．

それに応じる形で判読者はまず記録時に表示された条件どおりで，記録状態を追体験することを原則として判読を進める．その過程で明らかに変更を要する事態があれば，その部分に限って適切なモンタージュ条件を選択する．その後，問題点として考えられる異常所見を良好に抽出するために，適切なモンタージュや条件を使用して全体を再度俯瞰する．その際に必ず各モンタージュ（双極および基準導出等）には利点と欠点があることを理解して，少なくとも1種類のモンタージュのみで判読を終了しないように心がける．

#### 2）モンタージュの相補的使用

記録全体を通してモンタージュの表示条件がほぼ一定である場合は，

① 1）判読時の条件設定の原則に則り，記録時に表示された条件で記録状態を追体験することを原則として判読を進める．以降も1）と同様に判読を行う．

② あるいは，あるモンタージュを適宜選択してそれを主体に判読を進め，中途に問題があれば他のモンタージュに変更する．その後，相補的なモンタージュを選択して再度全体を俯瞰することにより，1種類のモンタージュでの判読の欠点を必ず補う．各種モンタージュ

表2-1 各モンタージュの利点，欠点

| モンタージュ | 利点 | 欠点 |
|---|---|---|
| Bipolar montage（双極導出） | ・最大点を変極点（位相逆転）として抽出する． | ・全般性，やや断片化した全般性所見の最大点を焦点性と誤判読しやすい．<br>・広範で小さな振幅の所見を見落としてしまう． |
| Referential montage（基準導出） | ・広範な分布を把握する． | ・基準電極の活性化（脳波，筋電図など）で分布を見誤りやすい． |
| Averaged reference（平均基準電極）を用いた referential montage | ・焦点性の最大点を明瞭に抽出できる．<br>・背景活動の雑音が軽減される． | ・全般性の活動を焦点性と見誤りやすい．<br>・著明な局所性活動で平均基準電極が活性化される． |
| Source derivation（発生源導出） | ・焦点性最大点を強調できる（最大点を強調して抽出できる）． | ・実波形（＝記録されたままの波形）の確認ができない． |

第1部 デジタル脳波の記録・判読指針

の利点と欠点を表2-1に示す．

#### 3）病態との相関検討の際の注意点

最後に，病態との相関の検討をする際には，予想される異常脳波の所見と判読に使用したモンタージュに齟齬がなかったか確認する．以下に例をあげる．

①側頭葉てんかんあるいは側頭葉病変では容易に耳朶電極の活性化が起こりやすいので，耳朶電極も含んだ横列の双極導出，あるいは平均基準電極導出を活用する．

②全般性の異常波形では双極導出が最大点を抽出するために局在性所見と誤判読しないように適切な基準導出を使用する．

③平均基準電極導出は全般性の異常所見でないことが担保された状況でのみ使用すれば基準電極の活性化が起こらず，S/N比を上げた状態で局在所見を抽出するには有効である．

## 2-1 総論

### ベーシック 脳波判読手順

#### 1）アナログ脳波とデジタル脳波に共通する重要事項

脳波の記録用紙に書かれた膨大な量のアナログ波形に対して，どこが正常でどこが異常なのか，つまり「どこに目をつけて」判読を進めて行けばよいか，大まかな流れを図2-1に示す．これにより，脳波判読がシステム化され，所見の読み落としが少なくなる[5〜7]．

ステップ1：後頭部の優位律動（周波数，左右差，反応性［開閉眼，光・音刺激］など）を分析する．

ステップ2：非突発性異常，すなわち，優位律動以外の徐波や速波の混入がないかどうかを検討し，あれば出現の仕方や分布などを分析する．

ステップ3：突発性異常波の有無を観察する．

ステップ4：それらの所見をまとめて，異常の程度と臨床との相関を検討する．

#### 2）デジタル脳波に特徴的な重要事項

アナログ脳波計では，記録時あるいは判読時にある時点での脳波変化をモンタージュを変えて検討することはできなかった．デジタル脳波計では再生時に，適宜リモンタージュ機能を使って，基準電極導出と双極導出を組み合わせて所見を確認できるようになった（図2-2，図2-3）．これらの導出法以外に平均基準（AV）誘導法，両耳朶連結（A1＋A2）導出法，発生源導出（SD）法など，いろいろな誘導法で自由に脳波を表示して，解析・判読することが可能である．また，判読時の基本はアナログ脳波計と同様に基準電極導出と双極導出であり，基準電極導出のみを使ってすべての脳波を判読することは避けるべ

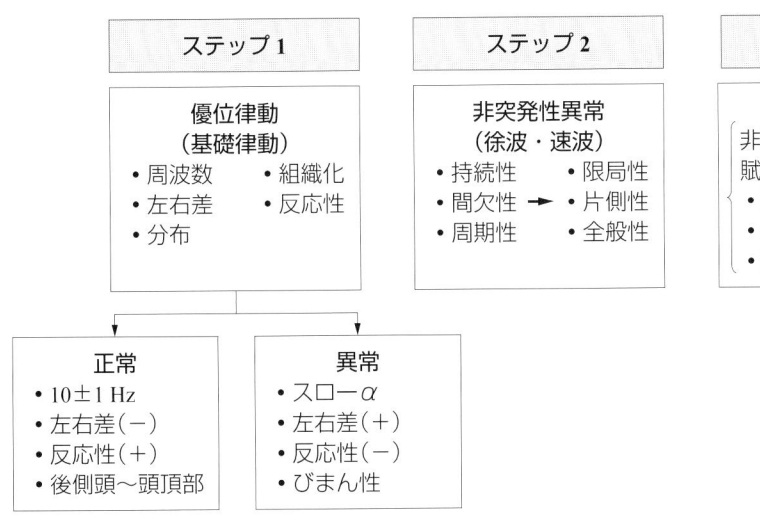

図2-1 脳波判読の流れ

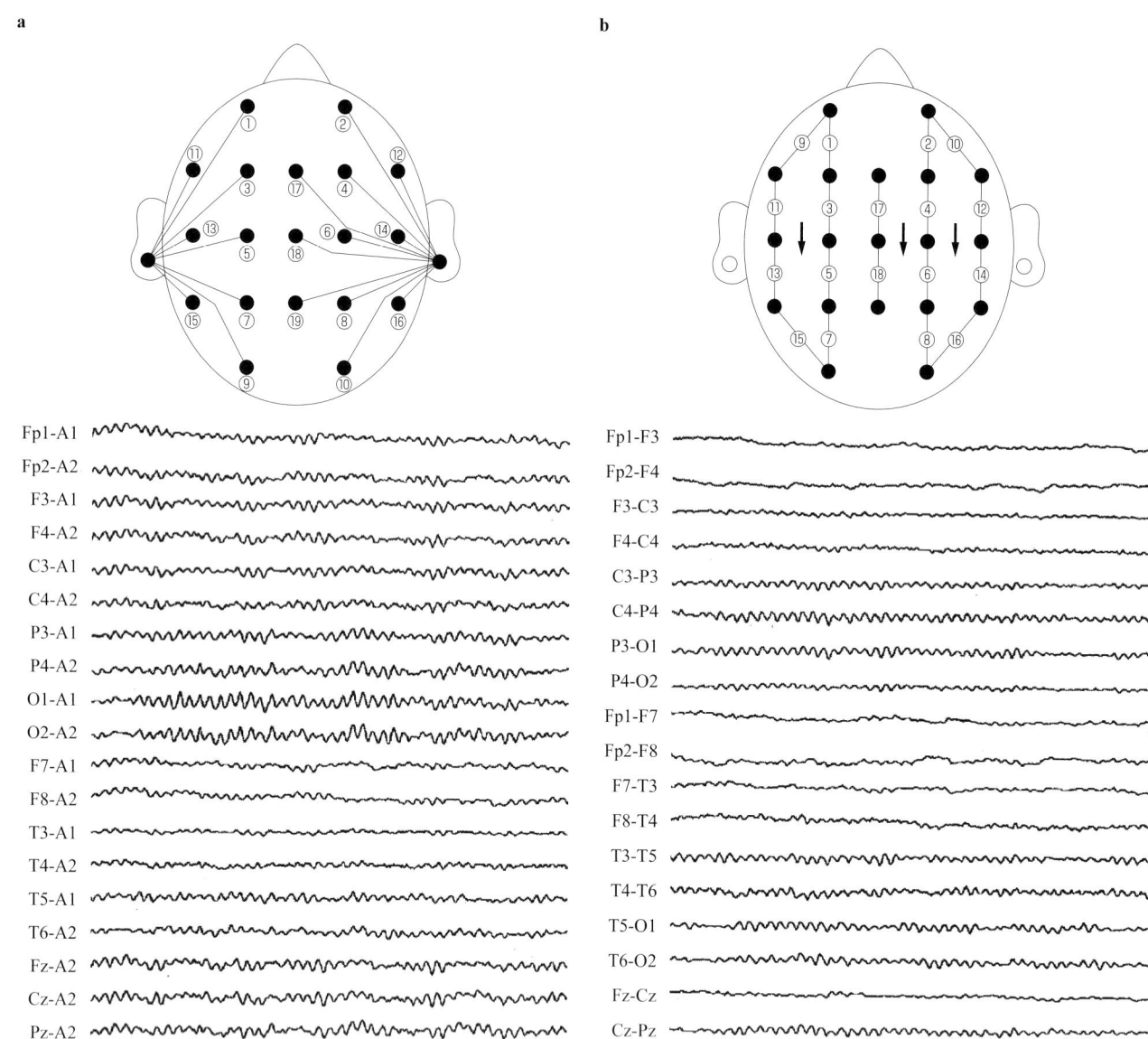

図 2-2 優位律動の頭皮上分布
（文献 6 より引用）

きである（脳波の記録のときから特記すべき所見を観察したなら，適宜導出法を変えて，その所見を再認できるよう心がける必要がある）．

**3）デジタル脳波として今後解決検討されるべき事項**

デジタルタイプの脳波計では，測定，再生，判読を液晶画面で行う．液晶画面の解像度によっては，棘波などのてんかん波形が歪められるので，高画質・高解像度のものが標準装備化される必要がある．また，波形の記録が必要な場合は，必要な部分のみをページプリンタに印刷したり，電子カルテに取り込むことができるが，記録者あるいは判読者が所見を見逃した場合は，電子カルテなどに反映されない可能性がある．

### ベーシック モンタージュの選択

詳細は各論に譲るが，一般的に基準電極導出は，びまん性の病変や左右差をみるのに適しており，双極導出は，位相逆転による局在性の病変の確認に使われる[8,9]．双極導出は，必ず縦と横のモンタージュを記録する（図 2-3）．これにより，頭皮上の電位分布を正確に評価することができる[8,9]．現状では，モンタージュは施設によって統一されていないが，新しくモンタージュを作る際には，本学会[10]あるいは米国臨床神経生理学会推奨のモンタージュを参考にしてほしい[11]．

疾患に応じて優先すべきモンタージュがあるかどうかは判断の分かれるところである．てんかんの部分発作（側頭葉てんかん）が病歴上疑わ

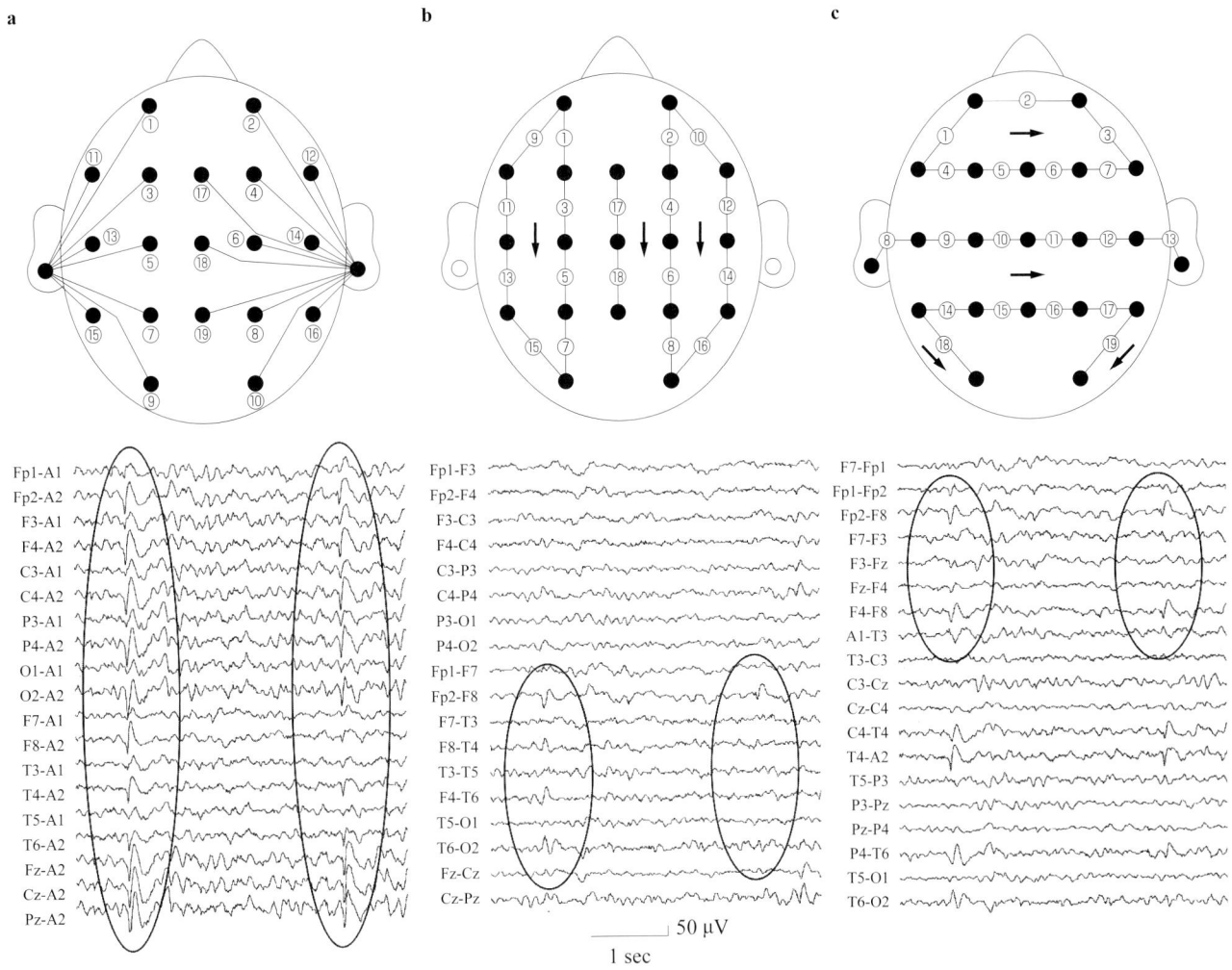

**図 2-3** てんかん棘波による耳朶の活性化
基準電極導出でびまん性 α に見える場合は，双極導出でその電位分布を確認する．基準電極導出では右優位に陽性棘波を認める(a)．しかし，双極導出では F8 で位相逆転があるので，そこに陰性棘波の焦点がある(b)．そこで，注意深く観察すると基準電極導出では，F8 で陽性棘波の振幅が最も小さくその前に小さな陰性成分があることがわかる．したがって，右耳朶が F8 の陰性棘波により活性化され，その振幅は F8 とほぼ同じくらいであることがわかる．モンタージュを変えても F8 に陰性棘波があることが示される(c)．
(文献 5 より引用)

れるときは耳朶の活性化を避けるため，Pz 基準の記録を追加することも推奨される．チャネルに余裕があれば，A1-A2 や T3-T4 などを入れておくのも一法である．

判読法は個人差があるので，選択するモンタージュも変わりうる．しかし，脳波所見はモンタージュにより変わらないのが基本原則である．あるモンタージュで所見をみつけたときは，他のモンタージュに変えて，説明可能かどうか検討すべきである．

**アドバンス　脳波判読時の注意点**

### 1) 覚醒度 (vigilance)

脳波は覚醒度が常に変化するため，それを考慮しながら，判読しなければならない．記録開始直後に，基準電極導出で閉眼，開眼を 2, 3 回繰り返した後の O1, O2 の α 波の周波数を観察する（図 2-2a）．健常成人では 10～12 Hz で律動的な α 波が連続的に観察（少なくとも 5 秒）されたなら，閉眼状態で最も覚醒度が高いと判断される．この状態を参考にして，覚醒度の変化をモニターする．覚醒度が低下すると後頭部の α 波の連続性が乏しくなり，その周波数も遅くなり，振幅が低下する．入眠期に徐波が出現しても覚醒度が高いときに出現する徐波に比べて病的意義は少ない．

### 2) 耳朶の活性化

基準電極導出では，耳朶の活性化が起こることがあり，電位分布を正確に評価できないことがある（図 2-2，図 2-3）．たとえば図 2-2 に示す優位律動の頭皮上分布であるが，左の基準電極

a　てんかん原性（−）

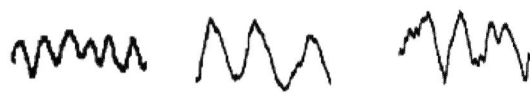

b　てんかん原性（＋）

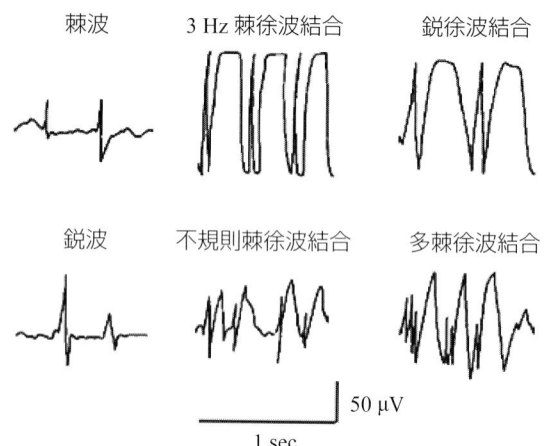

図 2-4　おもな異常波の種類（模式図）

導出ではα波が後頭部優位ながらもびまん性に出現している．しかし，双極導出では側頭部ではT5，T6，頭頂部ではP3，P4までの広がりしかないことがわかる．したがって，基準電極導出でびまん性α（diffuse α）という表現は，双極導出で分布に拡がりがない限り，極力避けなければならない．また，側頭葉てんかんでは，耳朶の活性化により陰性棘波が陽性棘波にみえることがあるので，注意を要する（図 2-3）．

### 3）非突発性異常

徐波は，その形態（不規則性，非律動性，多形性 vs. 規則性，律動性，単調性）および出現頻度（持続的 vs. 間欠的）によりカテゴリー化される（図 2-4a）．広汎性に出現する不規則徐波は，半球性の白質および皮質を含む大きな病変で観察される．棘波やその群発は非突発性異常であり，てんかん原性ではない．

前頭部間欠性律動性δ活動（frontal intermittent rhythmic delta activity：FIRDA）は代表的な両側同期性の律動性活動である．皮質および皮質下灰白質の病変や代謝性脳症で認められ，必ずしも特異的な病態を示唆しない．局所性に白質ないし皮質が障害された場合には持続性多形性δ活動（persistent polymorphous delta activity：PPDA）が出現する．PPDAは局所性脳病変のマーカーであり，視床から皮質への求心性入力が絶たれることが原因と考えられている．局所性徐波はその振幅，周波数，出現の持続性，刺激に対する反応性が障害程度を表す指標となる．持続性徐波は重度脳障害を，間欠的徐波は軽い脳障害を示唆する．反応性がない徐波は反応性のあるものに比べ，より障害が強い．なお，同じ発現機構で幼児では後頭部間欠性律動性δ活動（occipital intermittent rhythmic delta activity：OIRDA）を呈する．

Creutzfeldt-Jakob病や亜急性硬化性全脳脳炎では，周期的脳波異常を呈する．広汎な皮質興奮性の増大とそれに続く皮質下で発生する抑制が周期性パターンの原因であるとされている．周期性一側てんかん性発射（periodic lateralized epileptiform discharges：PLEDs）は一側性に同期的に出現する高振幅複合波で，ヘルペス脳炎に特異的といわれるが，重篤な急性脳血管障害でもみられる．

### 4）突発波

突発波とは，背景活動に含まれるα波などとは，形，周波数，振幅などの点で区別される一過性の波形で，棘波（spike），鋭波（sharp wave），棘徐波結合（spike and wave complexes），徐波バースト（slow burst）などを指す（図 2-4b）．棘波は持続が20〜70 msec，鋭波は70〜200 msecであり，持続時間により定義されているが，生理的意義はどちらも易興奮性の状態，すなわちてんかん原性を示唆する．

## 2-2 モンタージュの選択

### ベーシック モンタージュの特性

モンタージュとは同時に表示する脳波波形の配列のことで，国際的に統一されたものはない．日本[10]や米国[11]の臨床神経生理学会では，表示チャネル数（8素子，12素子，16素子など）ごとの標準モンタージュを提案しているが，実際には施設ごとに好んで用いるモンタージュが異なる．頭部全体をカバーするモンタージュを用いていることと，左側半球の波形を右側半球よりも上に配列する点では国際的にほぼ共通している．

個々の脳波波形は二つの電極の差分波形であるため，モンタージュを理解するためには，国際標準である10-20電極配置法（10-20法）を知っておく必要がある（図2-5）．10-20法では，5歳以上の小児と成人で頭皮上電極が19，耳朶電極が二つとなる．頭囲が極端に小さい新生児や未熟児などでは電極数を減じる．高解像度脳波を記録するためには，10-10電極配置法（あるいは10%電極配置法）（図2-6）が提案されており[12]，最近ではさらに128チャネルあるいは256チャネルの高密度脳波記録も行われるようになった．

デジタル脳波計ではシステムリファレンスを基準に，耳朶電極を含むすべての電極からの信号を記録・保存している．システムリファレンス導出法は，電極単位ごとの差動増幅器を点検する目的で，記録開始直後に全電極部位について10秒以上記録することが推奨されている．通常のモンタージュとしては基準導出法（単極導出法ともよばれる）あるいは双極導出法が用いられる（表2-2）．モニター画面上に表示するモンタージュは，実際に記録・保存している脳波波形のなかから，視察的観察が可能な程度にチャネル数を減じて表示していることが多い（図2-7）．デジタル脳波計の大きな利点は，保存された脳波信号を再表示し，検討を要する脳波波形についてモンタージュを変えて（リモンタージュ，あるいはリフォーマットという）様々に再評価できる点にある[13]．

#### 1）基準導出法

基準導出法は脳波波形の頭皮上分布を観察するのに有用で，左右差や半球性の異常をみつけやすい．基準となる電極が陰性あるいは陽性の電位をもつことがあり（基準電極の活性化という），これがしばしば誤診の原因となる．通常は，最も振幅の高い陰性電位が脳波波形の発生

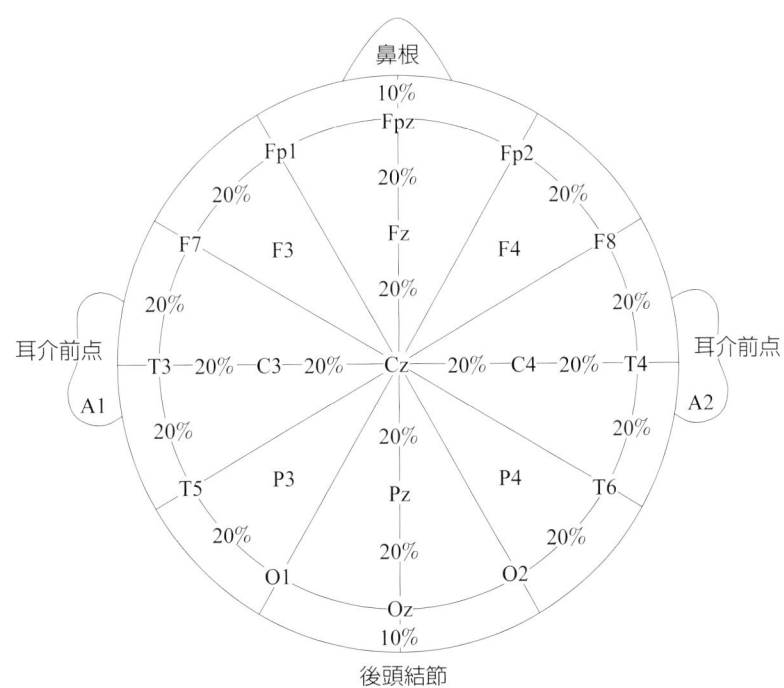

図2-5　10-20電極配置法（10-20法）
通常はFpzとOzには電極を装着せず，10-20法の頭皮上電極数は19となる．

Fp1,2　左右の前頭極部
F3,4　　〃　前頭部
F7,8　　〃　前側頭部
T3,4　　〃　中側頭部
T5,6　　〃　後側頭部
C3,4　　〃　中心部
P3,4　　〃　頭頂部
O1,2　　〃　後頭部
Fpz　前頭極正中部
Fz　前頭正中部
Cz　中心正中部
Pz　頭頂正中部
Oz　後頭正中部

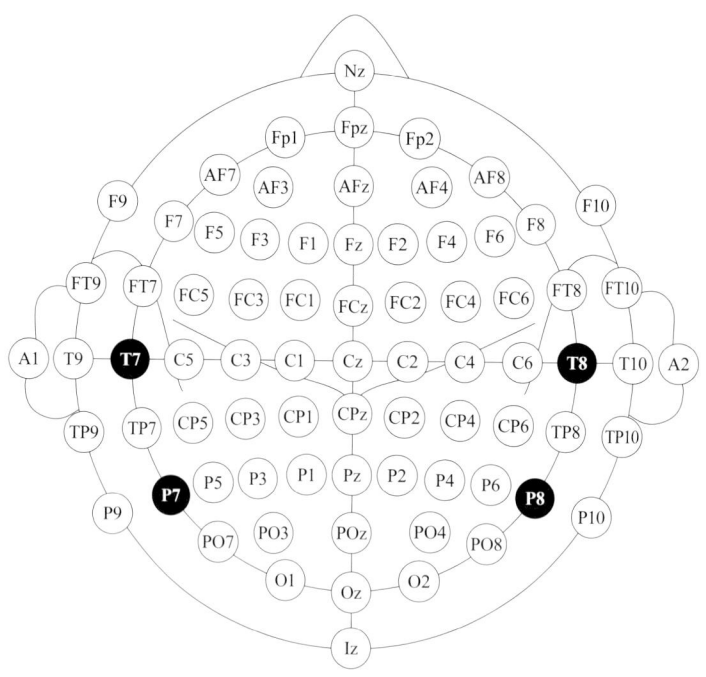

**図 2-6** 10-10 電極配置法（10-10 法，あるいは 10％ 法）
白抜きで示した部位（中側頭部と後側頭部）では 10-20 法の電極呼称と異なる．

源（異常波の焦点部位）であるが，基準電極が電位をもつ場合にはこの限りでない．耳朶電極を基準電極としている場合には，側頭部の高電位陰性電位が波及して，耳朶電極が陰性側に偏移していることがある（耳朶電極の活性化という）．このような場合，本来は電位のない部位で見かけ上の陽性電位が現れることになる（図 2-8）．

計算式による基準導出法に平均基準電極法と発生源導出法があり，いずれも脳波の局在所見を明瞭に表示できる．平均基準電極法では頭部全体の電極電位を平均した値を基準として用いる．開閉眼によって大きな電位が混入する前頭極部（Fp1, Fp2）を計算式からはずすこともある．発生源導出法は電極ごとに周囲の電極電位を平均した値を基準として用いる．Fp1, Fp2, O1, O2 などの端の電極では取り囲む電極数が少ないため誤差が生じやすい．これらの計算式による基準電位も活性化することがあり，たとえば広範性あるいは領域性に高電位波形が出現すると，基準電位が陰性あるいは陽性に偏移するなどである．また，これらの基準導出法では脳波波形の振幅が低下し，左右半球の電位差が強調されやすいことにも注意する必要がある．

双極導出法は対となる頭皮上電極を連結する連結双極導出法が用いられ，縦方向に連結する縦列連結双極導出と，横方向に連結する横列連結双極導出とがある（図 2-9）．脳波波形は電極間距離に影響されるので，対の電極間距離をなるべく等しく組み合わせる．成人では頭皮上の電極間距離は 10-20 法の 19 電極では約 6 cm，高密度記録の 256 電極では 2 cm となる．距離が短い導出では異常波を局在づける精度は高くなるが，対の電極が広範に分布する異常波にまたがった場合などは電位が相殺されて波形が記録されず，異常波を見逃すおそれがある．電極間距離を大きくすると，異常波を見逃すおそれは低くなるが，異常波を局在づける効率は悪くなる．

**2）双極導出法**

双極導出法では，脳波波形の発生源（焦点部位）は二つの電極部位で互いに向き合う電位として描記され，位相逆転（phase reversal）とよばれる．焦点が広範な領域に分布する場合には，その領域内の電極を連結した双極導出では波形が現れず，それらの電極をはさんだ離れた二つの電極部位で位相逆転がみられる．連結する一方の電極が端にある場合（縦列双極導出では Fp1, Fp2, O1, O2，横列双極導出では F7, F8, T5, T6 など），端の電極部位で最大の振幅を示す．焦点を同定するためには位相逆転を確認する必要があるため，このような場合には横列周辺双極導出や環状双極導出などを用いるとよい．

表 2-2 各種モンタージュの例

| | システムリファレンス導出[*1] | 基準導出(referential derivation)[*2] | | 双極導出(bipolar derivation, BP)[*3] | | | |
|---|---|---|---|---|---|---|---|
| | | パターン1 | パターン2 | 縦列 (longitudinal BP, double bananna) | 横列 (transverse BP) | 横列周辺 (circumferential BP, hatband) | 環状 (loop BP) |
| 1 | Fp1-Ref | Fp1-A1 | Fp1-A1 | Fp1-F3 | Fp1-Fp2 | F7-Fp1 | Fp1-F7 |
| 2 | Fp2-Ref | Fp2-A2 | Fp2-A2 | F3-C3 | F7-F3 | Fp1-Fp2 | Fp2-F8 |
| 3 | F3-Ref | F3-A1 | F3-A1 | C3-P3 | F3-Fz | Fp2-F8 | F7-T3 |
| 4 | F4-Ref | F4-A2 | F4-A2 | P3-O1 | Fz-F4 | F7-F3 | F8-T4 |
| 5 | C3-Ref | C3-A1 | F7-A1 | Fp2-F4 | F4-F8 | F3-Fz | T3-T5 |
| 6 | C4-Ref | C4-A2 | F8-A2 | F4-C4 | A1-T3 | Fz-F4 | T4-T6 |
| 7 | P3-Ref | P3-A1 | T3-A1 | C4-P4 | T3-C3 | F4-F8 | T5-O1 |
| 8 | P4-Ref | P4-A2 | T4-A2 | P4-O2 | C3-Cz | T3-C3 | T6-O2 |
| 9 | O1-Ref | O1-A1 | T5-A1 | Fp1-F7 | Cz-C4 | C3-Cz | O1-P3 |
| 10 | O2-Ref | O2-A2 | T6-A2 | F7-T3 | C4-T4 | Cz-C4 | O2-P4 |
| 11 | F7-Ref | F7-A1 | C3-A1 | T3-T5 | T4-A2 | C4-T4 | P3-C3 |
| 12 | F8-Ref | F8-A2 | C4-A2 | T5-O1 | T5-P3 | T5-P3 | P4-C4 |
| 13 | T3-Ref | T3-A1 | P3-A1 | Fp2-F8 | P3-Pz | P3-Pz | C3-F3 |
| 14 | T4-Ref | T4-A2 | P4-A2 | F8-T4 | Pz-P4 | Pz-P4 | C4-F4 |
| 15 | T5-Ref | T5-A1 | O1-A1 | T4-T6 | P4-T6 | P4-T6 | F3-Fp1 |
| 16 | T6-Ref | T6-A2 | O2-A2 | T6-O2 | O1-O2 | T5-O1 | F4-Fp2 |
| 17 | A1-Ref | | A1-A2 | Fz-Cz | | O1-O2 | Fz-Cz |
| 18 | A2-Ref | | T3-T4 | Cz-Pz | | O2-T6 | Cz-Pz |

[*1] システムリファレンス導出
デジタル脳波計ではシステムリファレンス(Ref)部位の電極が外れると脳波が記録できなくなるため，システムリファレンス部位は体動その他の雑音が混入しにくい部位を選択する．通常はC3とC4などの2箇所の電極部位を接続してシステムリファレンスとして用いる．

[*2] 基準導出(referential derivation)
単極導出法(monopolar derivation：MP)ともよばれる．通常は同側耳朶電極を基準として用いるが，同側の乳様突起に基準電極を装着することもある．
- パターン1は最もよく用いられる16チャネルの基準導出モンタージュで，19チャネル表示のときは正中線上の誘導(Fz-A1, Cz-A1, Pz-A1)を追加する．
- パターン2は側頭部の異常波を見逃さないために用いられる基準導出モンタージュである．側頭領域の誘導(F7-A1, F8-A2, T3-A1, T4-A2, T5-A1, T6-A2)をモニター上部に配列し，さらにA1-A2, T3-T4の双極導出を追加している．
- 基準電極を1点にしたいときにはCzが基準電極として用いることがあり，覚醒時記録には有用であるが，睡眠脳波には勧められない．頭部外基準電極(non-cephalic balanced electrode：NBE)や，両側耳朶電極を平均((A1＋A2)/2)して1点の基準値とすることもある．
- 計算によって算出した値を基準電極として用いる平均基準電極法(average reference：AV)，発生源導出法(source derivation：SD)などもあり，virtual reference, reference-free, reference independentなどとよばれる．SD法はcurrent source density, あるいはLaplacian montageともよばれる．

[*3] 双極導出(bipolar derivation：BP)
差分導出(differential derivation)法とよぶこともある．

# 2-3 フィルタ条件の選択

脳波判読時にフィルタ条件を変更(リフィルタリング)が可能であるのもデジタル脳波の判読の利点である．フィルタ条件は，時定数0.3秒，高域遮断フィルタ60Hzで判読することが基本とされている(図2-10)．

脳波判読時に時定数を変更することは，低域遮断フィルタの遮断周波数を変更することになる[*1]．図2-10と図2-11を比較してみると，図2-11では時定数が0.3秒から0.1秒に変更されており，Fp1-F7, T5-O1等にみられる動きによる基

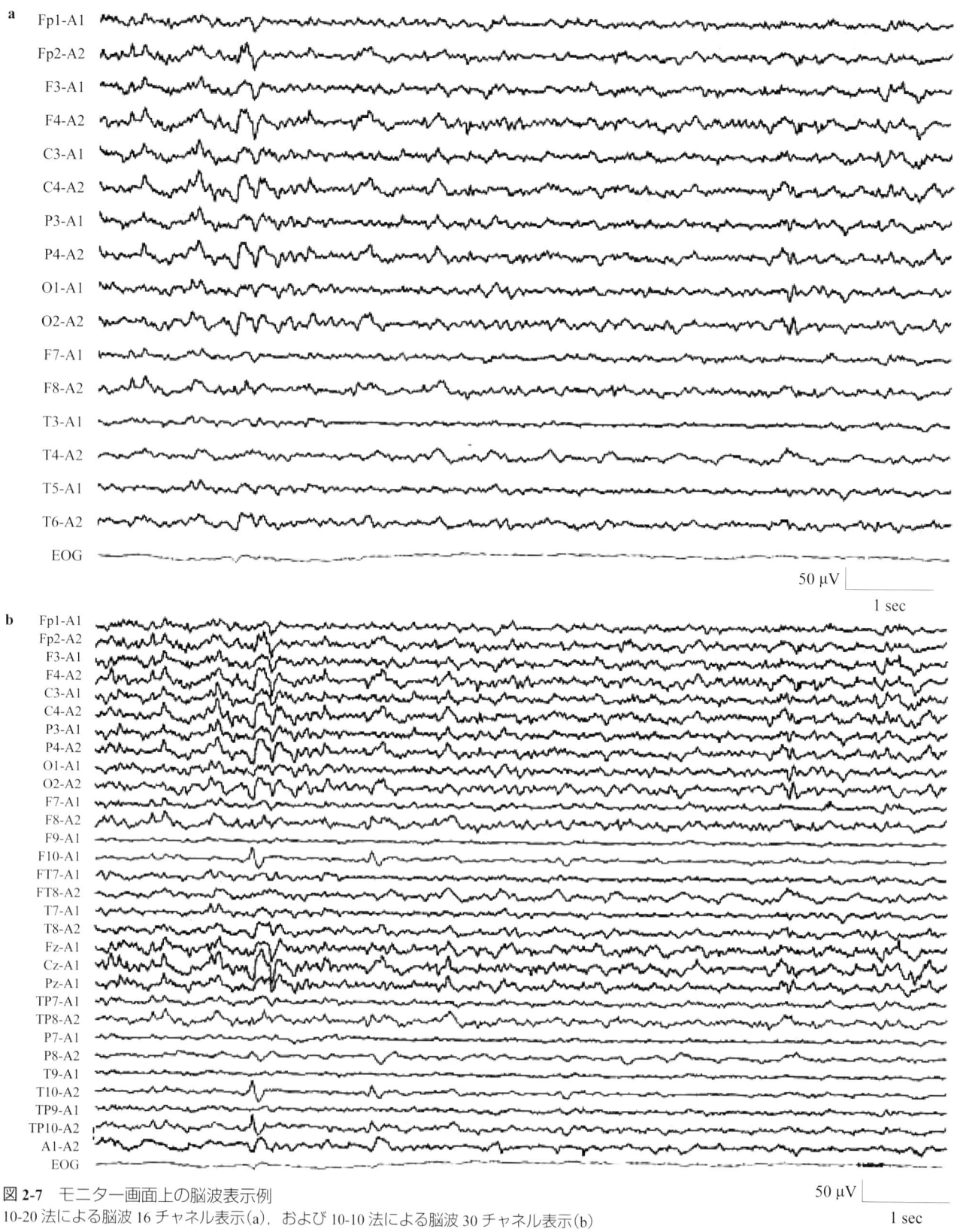

図 2-7　モニター画面上の脳波表示例
10-20 法による脳波 16 チャネル表示(a)，および 10-10 法による脳波 30 チャネル表示(b)

線の揺れ（アーチファクト）の振幅が減少している．時定数の設定を短くして低域遮断周波数を上げると，このように低い周波数のアーチファクトを除くことに役立つが，低周波の脳波を除去してしまい見逃がしてしまうことに注意する必要がある[*2]．図 2-12 ではてんかん発作時の

DC シフトを示している．10 秒の時定数で記録している機種では，発作時の緩電位である DC シフトが観察可能となる．

機種によっては，高域遮断フィルタはエイリアシングを考慮するとサンプリング周波数 200 Hz では 60 Hz が，500 Hz では 120 Hz が上

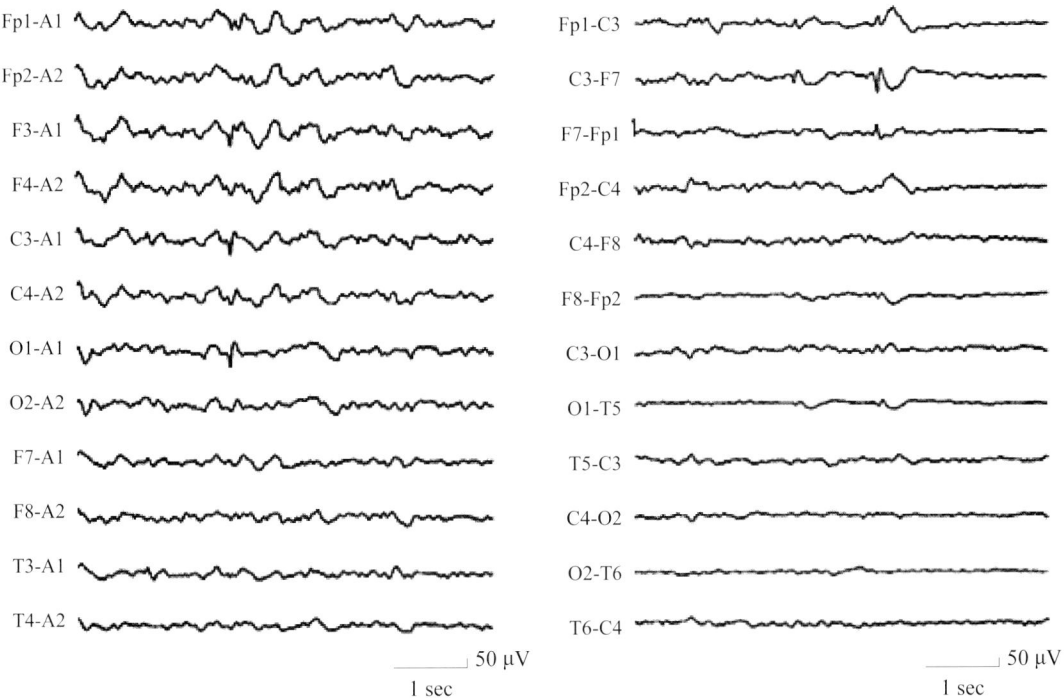

**図 2-8** 耳朶電極の活性化
耳朶を基準とした単極導出法ではF3，C3，O1などに陽性に切れ込む鋭い波形が出現しているが，これは同側耳朶が活性化したことによる．リモンタージュによって連結双極導出で観察すると，F7で位相逆転がみられ，側頭葉棘波であることが判明した．

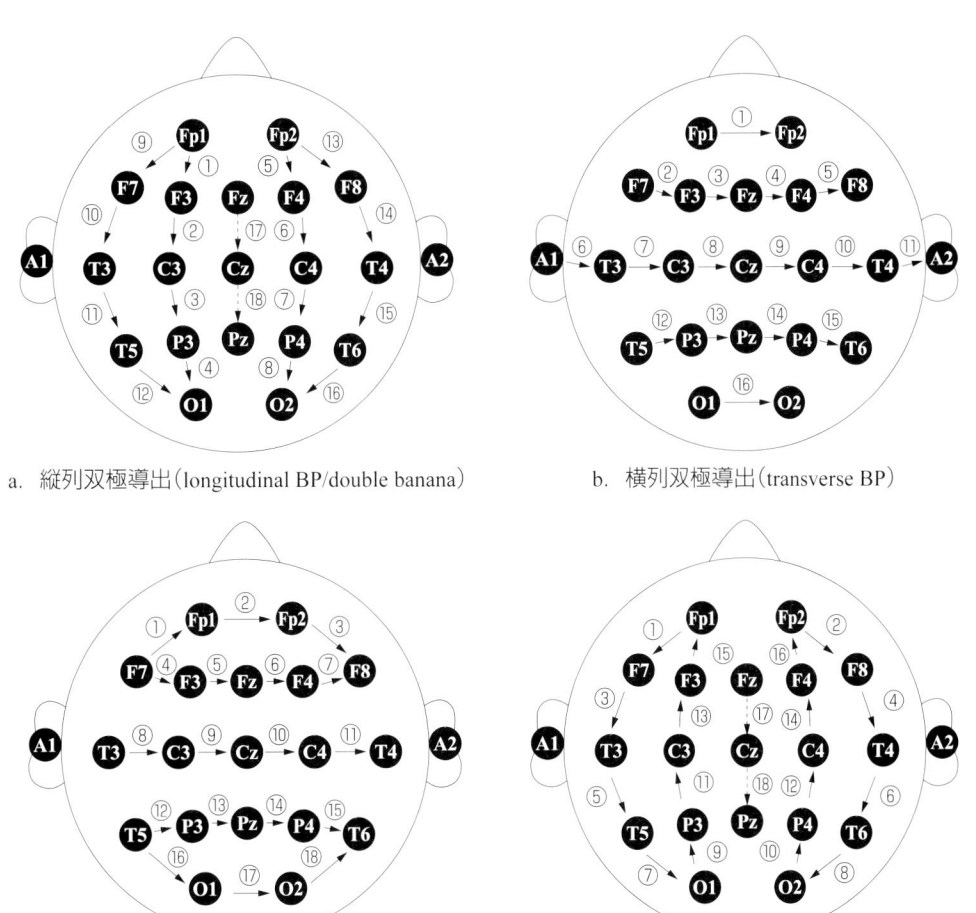

a. 縦列双極導出（longitudinal BP/double banana）

b. 横列双極導出（transverse BP）

c. 横列周辺双極導出（circumferential BP/hatband）

d. 環状双極導出（loop BP）

**図 2-9** 双極導出モンタージュの例

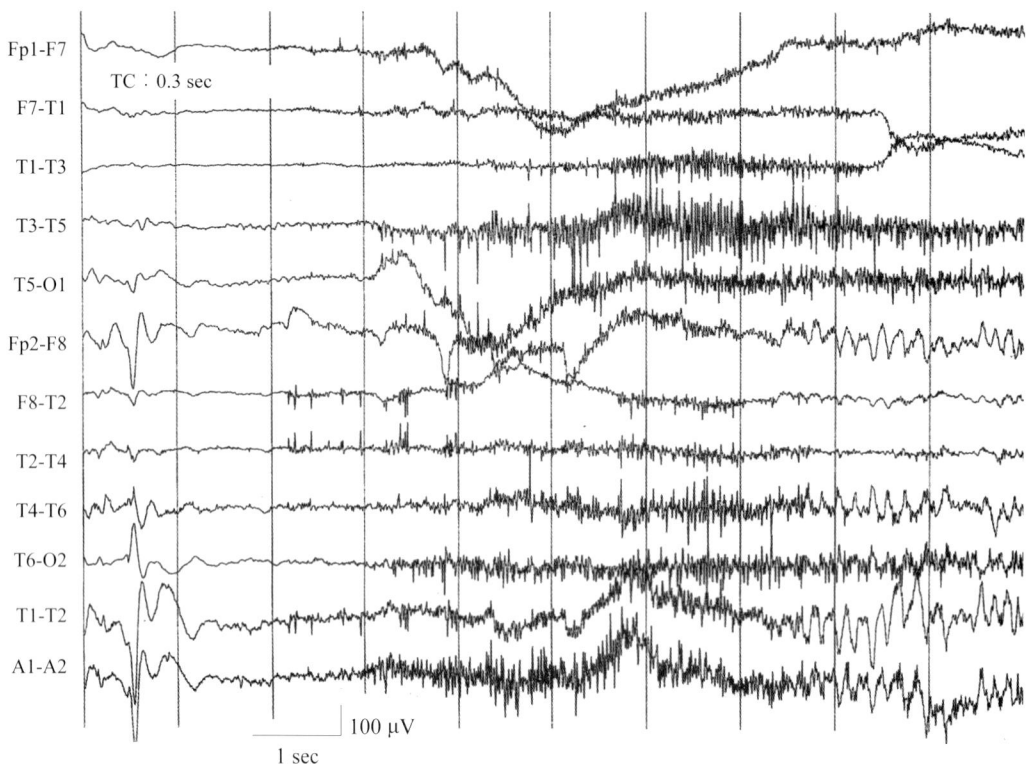

**図 2-10** デジタル脳波表示の 1 例
記録条件：サンプリング周波数 200 Hz，高域遮断フィルタ 60 Hz，時定数 10 秒，表示条件：高域遮断フィルタ 60 Hz，時定数 0.3 秒

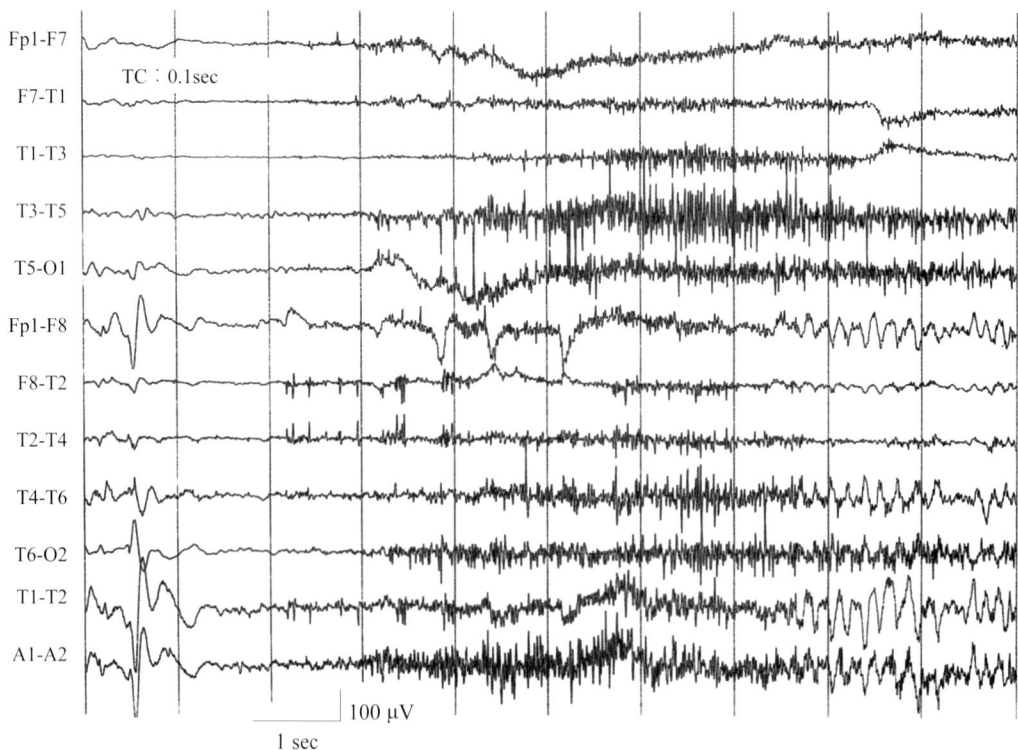

**図 2-11** 図 2-10 の表示条件の時定数を 0.3 秒から 0.1 秒に変更したもの
記録条件：サンプリング周波数 200 Hz，高域遮断フィルタ 60 Hz，時定数 10 秒，表示条件：高域遮断フィルタ 60 Hz，時定数 0.1 秒

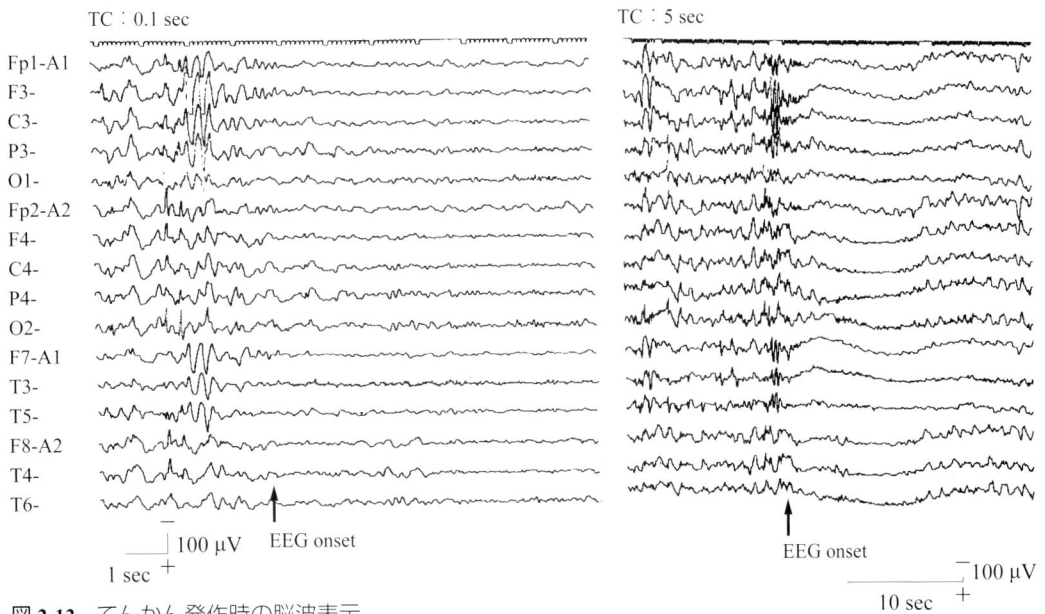

**図 2-12** てんかん発作時の脳波表示
時定数 10 秒で記録．表示時定数：左 0.1 秒，右 5 秒．
Copyright © 1999-2014 John Wiley & Sons, Inc. All Right Reserved in this figure.
（文献 14 より引用）

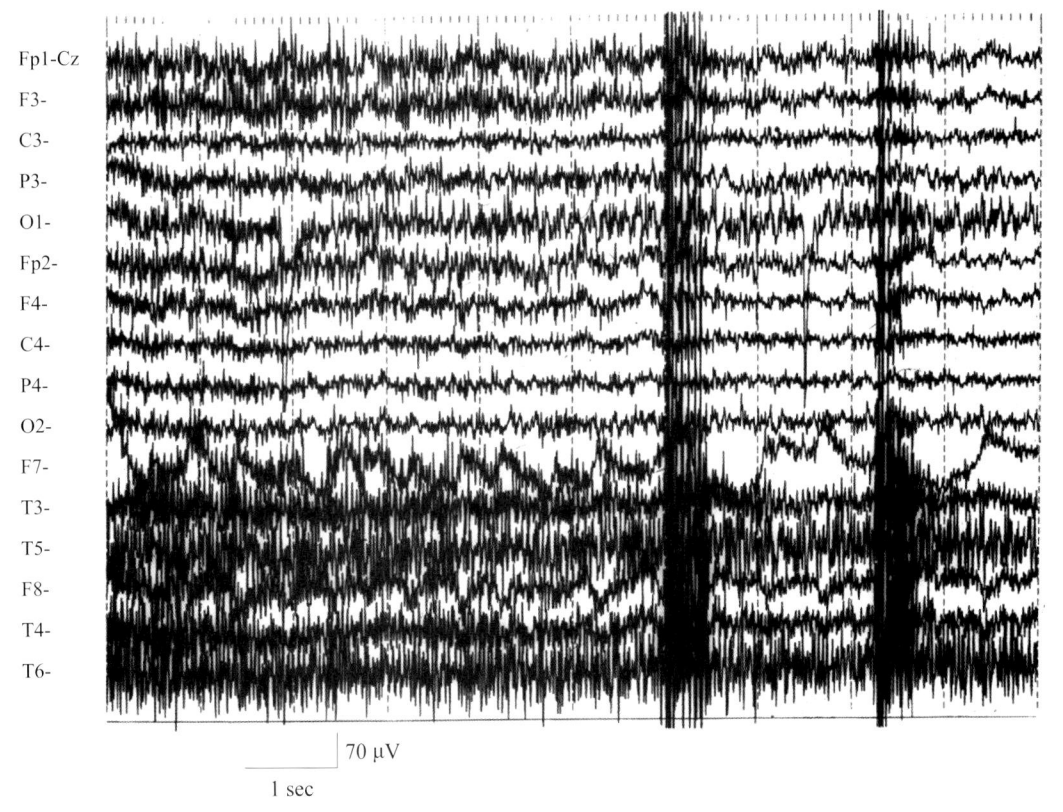

**図 2-13** 筋電図アーチファクト混入の多い脳波
表示条件：高域遮断フィルタ 60 Hz，時定数 0.1 秒
（文献 15 より引用）

限に通常設定されている．図 2-13 のように筋電図アーチファクトの多い脳波では 15 Hz の高域遮断フィルタで脳波の判読がしやすくなっている（図 2-14）．筋電図アーチファクトがフィルタリングにより一見 β 波のようにみえるようになっていることに注意する．デジタル脳波判読ではフィルタを変更してその変更前後で波形を比較して，波形が脳波か否か検討することが重要である．

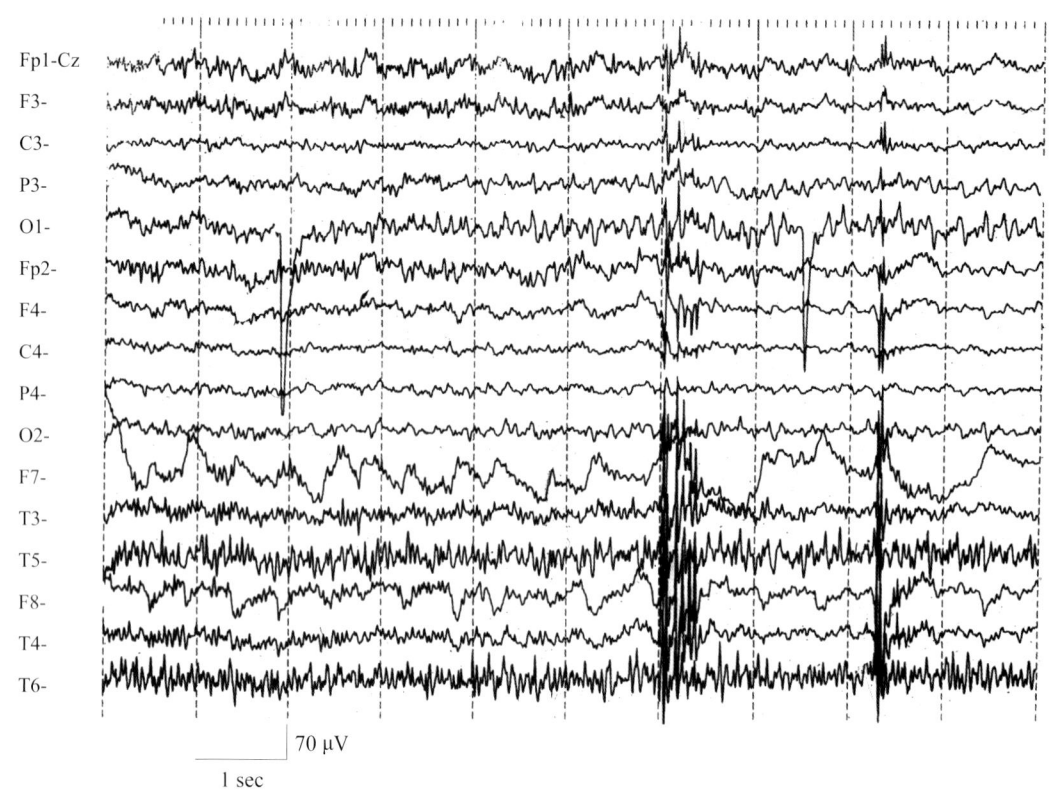

**図 2-14** 図 2-13 の表示条件の高域遮断フィルタを 60 Hz から 15 Hz に変更したもの
表示条件：高域遮断フィルタ 15 Hz, 時定数 0.1 秒
(文献 15 より引用)

---

*1 **周波数と時定数の関係**
時定数×2π の逆数が遮断周波数になる．時定数 0.3 秒は 0.53 Hz, 時定数 0.1 秒は 1.6 Hz, 時定数 0.03 秒は 5.3 Hz に相当することを記憶しておくと便利である(1 次のバタワースフィルタの場合).

*2 **時定数変更(短くした場合)に伴う注意点**
時定数を短くすると徐波の振幅が小さくなる以外に，波形があたかも微分されるため波形自体が変化し，場合によっては尖っていない波形も尖ってみえてきて棘波様に変化することがある．このような場合は，時定数は変えずにアーチファクトを含む表示波計を消して，目的とする波形のみを選択的に表示して判読を試みる．

# 2-4 総合判定

> **サマリーコメント**
>
> 脳波の総合判定は，正常か異常かの判定と異常所見の臨床的意義の記載からなる．正常か異常かを判定したうえで，報告書の「解釈」の項に臨床的意義を記載する．

### ベーシック 脳波所見の分類と臨床的意義

まず脳波所見が正常か異常かを記述して，その具体的所見を記載する．その次の項目として，「臨床的意義」に関して「(1)臨床的意義なし，(2)臨床的意義不確定，(3)臨床的意義あり」の3つに分け，所見の臨床的意義を記載する．(1)は軽度の異常を認めるが臨床的には無視してよい程度の異常である．(2)は，通常みかけない特異な波形を認めるが，臨床的意味を直ちには判断できない場合である．そのほか，「臨床的意味不明の突発波」とされている一群(benign epileptiform transients of sleep：BETS, Subclinical rhythmic electrographic discharges of adult：SREDA, 高度視力障害児にみられる後頭部棘波など)が対応する[16, 17]．(3)は，明らかに何らかの脳機能障害を意味し，臨床的意味づけが必要となる場合である．

群発−抑制パターンは(3)に相当する．(3)と

表 2-3 てんかん型発作波と非てんかん型発作波の鑑別点

|  | てんかん型発作波 | 非てんかん型発作波 |
| --- | --- | --- |
| 波形 | 左右非対称的な波形，急峻な上行相と比較的緩徐な下行相からなる．多相性 | 左右対称的な波形，単相性 |
| 周波数 | 背景脳波の周波数と異なる波形 | 背景脳波の周波数と一致 |
| 随伴性徐波の有無 | 陽性あるいは陰性の徐波を伴う | なし |
| 背景脳波 | 異常な背景脳波から出現 | 正常な背景脳波から出現 |

上記鑑別点は，両極端を理念的に提示したものである．実際の波形には中間型が多数存在し，総合判定において判断に迷うことも少なくない．
(文献 19 より作成)

判断したうえで，報告書の「解釈」の項で，原疾患を考慮しつつ予後等の臨床的意義に言及する．なおこの部分で，ある病態の重症度を反映していると考えられる脳波の異常度を，付記することは可能である[*1]．たとえば，間欠性の全般性徐波を認め，それを「非特異的異常」あるいは「非特異的脳症」[18]と解釈した場合，徐波の頻度や背景脳波の異常の程度を勘案し，異常度をグレード分けすることは可能である．ここでの異常度は，「非特異的脳症という共通する範疇」内部での相対的な比較を意味している．てんかん性異常の場合は，「解釈」の項で，発作波と背景脳波の異常に分けて記載する．発作波の判定は，てんかん型異常波(epileptiform abnormality)か否かの評価が重要になる[19,20]（表 2-3）．すべての突発波がてんかん型であるわけではない．波形特徴から，完全なてんかん型波形(definitely epileptiform)，てんかん型波形の可能性はあるがてんかん型とはいい切れない(probably or possibly epileptiform)，てんかん型とはいえない(not epileptiform)を判定する．さらに，てんかん型波形の出現頻度を大まかに記載しておくのも経過観察にとって有用であろう．背景脳波の異常や発作波でない徐波を認めたときは，局所性異常か全般性異常か，局所性異常とすれば部位はどこかを記載し，可能であれば，その臨床的意味に言及する．

---

[*1] **異常の程度をどう判定するか**

異常の程度をどう判定するかは困難な課題である．日本では，境界域，軽度異常，中等度異常，高度異常に分けて判定するのが一般的になっているようである．しかし，ある尺度をもって程度(量)を比較するときは，被判定対象相互に共通する「質(範疇)」が存在しなければならない．物体の「重さ」同士，あるいは，「長さ」同士を比較することはできるが，「重さ」と「長さ」を直接比較することはできない．では，脳波判定における異常度が対象とする「共通の質」は何であろうか．一応，異常脳波に反映される脳病態生理の重症度と考えることができよう．しかし，脳腫瘍による局在性異常と代謝障害による全般性異常，発作波によるてんかん性異常は，病態生理として質的に異なったものを反映している．これらを一列に並べ脳波異常度を比較するという作業は，一種のカテゴリーミステークである．また，同じ異常脳波，たとえば，群発―抑制(burst-suppression)パターンでも予後は原疾患によって異なる．薬剤性の場合は良好であるが，無酸素性脳症のときは不良である．同じ所見を呈していても，脳内で起こっている病態生理が異なっている．したがって，群発―抑制パターンをもって，すべて「高度異常」と判定しても，それが，検査を依頼してきた臨床医にとって，どれほどの意味をもちうるか疑問とせざるを得ない．

---

## 2-5 報告書作成

報告書の記載内容はデジタルであっても，これまでの内容と異なってはいけない．電子カルテに結果を載せる場合や，患者基本情報，ビデオ画像を保存する場合は『改訂臨床脳波検査基準 2002』にもあるように個人情報の保護に十分留意する必要がある．

### ベーシック 報告書の記載要項

報告書の記載要領はこれまでの報告書に準ずる[21,22]．すなわち，1．背景活動　2．非突発性異常　3．突発性異常　4．賦活　5．判定　6．コメントの順に記載し，判定には 1．正常 Normal，2．正常範囲内 Within normal limit，3．境界 Borderline，4．軽度異常 Mildly abnormal，5．中等度異常 Moderately abnormal，6．高度異常 Markedly abnormal，7．判定不能 Technically difficult を使用する．Abnormal significance I，II，III を追記してもよい[22]．また覚醒度に関しても，1．覚醒 Awake，2．傾眠状態 Drowsy，3．睡眠段階 1 (Stage I)，4．睡眠段階 2 (Stage II)，5．睡眠段階 3 (Stage III)，6．睡眠段階 4 (Stage IV)，7．レム睡眠 REM を記載する．なお，英語表記をしてもよい[22〜24]．

### アドバンス 報告書の電子媒体への入力

報告書を電子媒体へ入力する場合も非デジタル記録での所見と同様の内容を保たなければならない．患者基本情報に関してはオーダー連結して電子媒体に自動的に入力されることが望ましい．必要に応じて報告書として印刷可能であること，脳波波形は異常所見の部分を切り取る，あるいはイベントマーカをつけて，報告書と連結して保存し再見できるようにすることが望ましい．また，発作症状も同様にビデオ画像情報として保存することが望ましい．

## 2-6 判読時支援用解析ツール

### ベーシック Density Modulated Spectral Array (DSA)

DSA 表示機能は，選択したチャネルの脳波データの周波数成分の特徴をトレンド表示する機能である．各チャネルの脳波データを fast fourier transform (FFT) 解析し，横軸に時間，縦軸に周波数をとり，選択したチャネルの脳波の周波数帯域のパワーを色表示するものである．後頭部電極 (O1, O2) を選択表示して，記録した脳波全体で覚醒度の変化を俯瞰することができる (図 2-15)．あるいは選択したチャネルに出現する周波数成分の変化として，頻発する発作時脳波変化を視覚的に把握することが可能となる (図 2-16)．また，1〜2 分ごとに出現する頻回な覚醒反応を示す閉塞性睡眠時無呼吸症候群を容易に把握できる (図 2-17)．

### ベーシック 頭皮上等電位マッピング

デジタル脳波計には，頭皮上電極から記録した脳波データから等電位マッピングを作成する機能が装備されている機種がある．初学者，患者への説明等には役立つ機能である．当該脳波計のマッピングシステムを理解したうえで用いる．例を図 2-18 に示した．

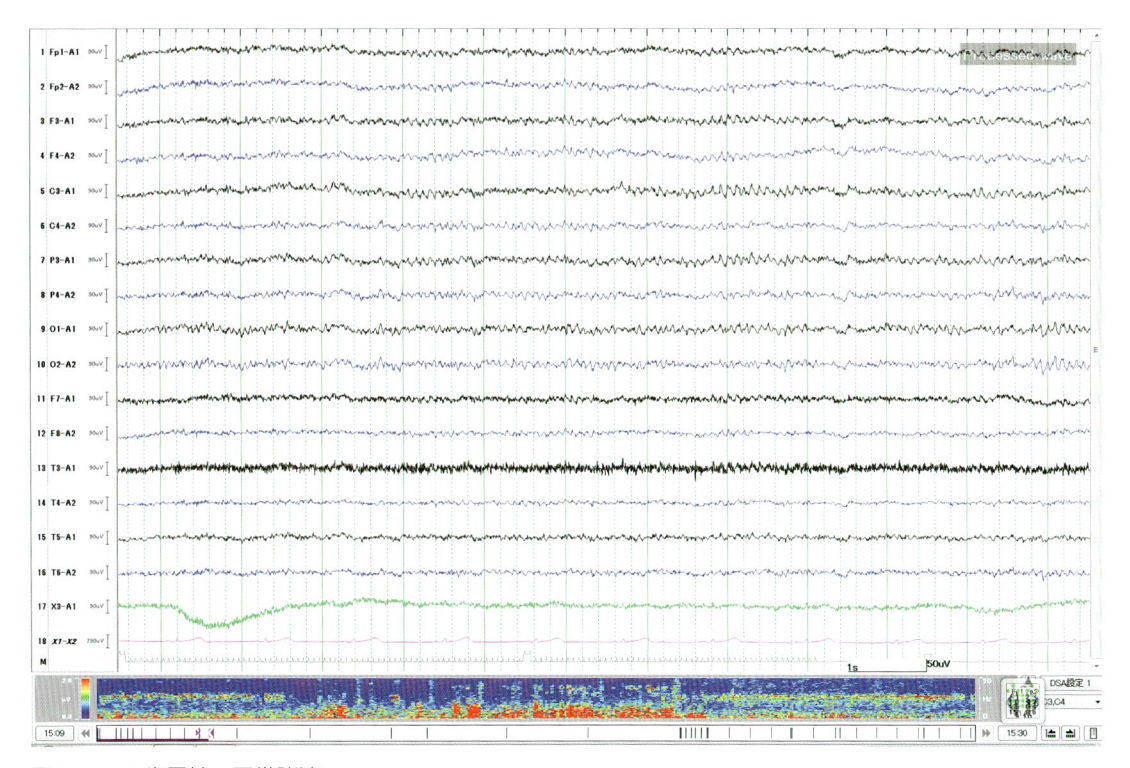

**図 2-15** 30 歳男性，正常脳波
上段：記録開始後 2 分 24 秒の 10 秒間の脳波の波形を表示している．
下段：記録全体の 30 分間にわたる O1，O2 の DSA 表示．記録開始後約 5 分間は 10 Hz 付近のパワーが連続して認められ覚醒状態を示す．その後 δ，θ 帯域のパワーが増加し，徐々に睡眠状態が読み取れる．間欠的に 14 Hz の睡眠紡錘波が出現している．その後再び 10 Hz 付近のパワーが強くなり覚醒したことがわかる．

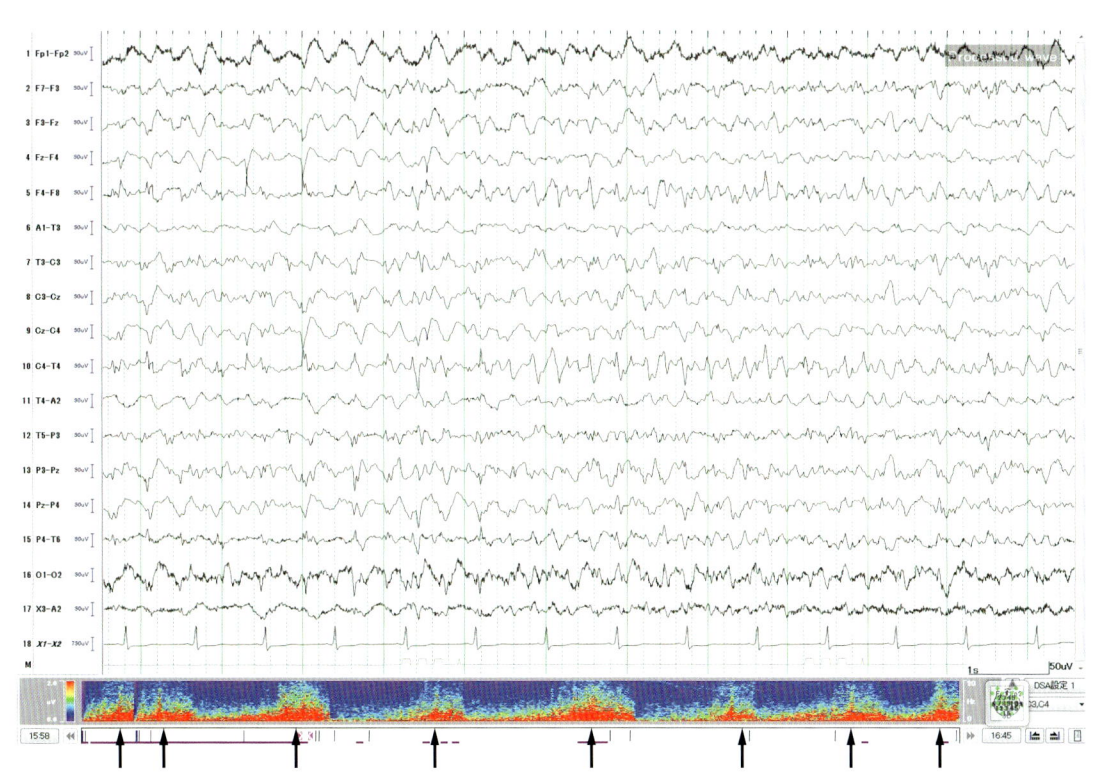

**図 2-16** 64 歳女性，非けいれん性部分てんかん発作重積状態の脳波
上段：記録開始後 6 分 42 秒の時点の約 10 秒間の脳波の波形を表示している．全般性（右半球前方領域？）にてんかん発作パターンが持続している．
下段：記録全体の 47 分間にわたる F3，F4 の DSA 表示．全記録中に 8 回のてんかん発作パターン（矢印）が出現したことがわかる．すなわち，F4，C4 で δ 活動から始まり β 活動が漸増漸減して急に消失する脳波変化が，1 回あたり 1 分間の持続時間で再現性をもって記録されている．患者は高度意識障害を呈しており，非けいれん性部分てんかん発作重積状態と診断された．

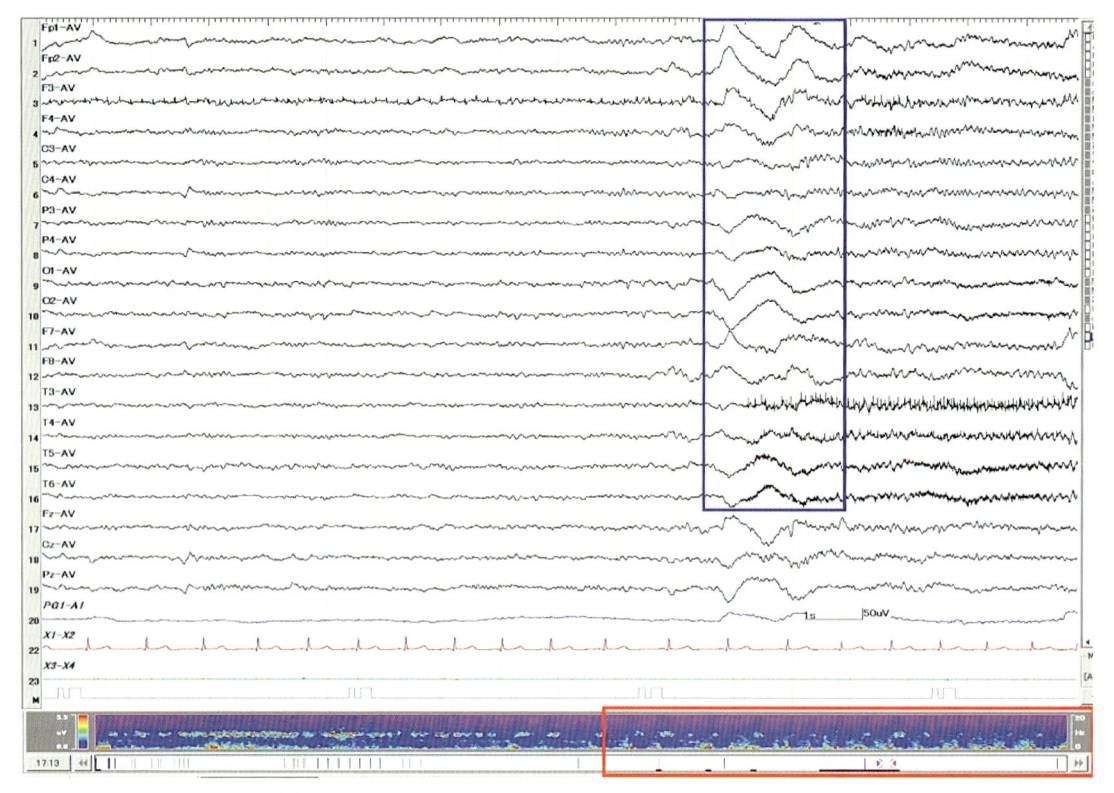

図 2-17　54 歳男性，睡眠時無呼吸症候群
上段：約 10 秒間の脳波記録
下段：計 30 分にわたる脳波記録の O1，O2 電極の DSA．記録の前半は 10 Hz 前後の α 帯域のパワーがみられ主として覚醒状態と思われる．後半は α 帯域のパワーの低下，10 Hz 未満の比較的低周波数帯域のパワーの上昇で特徴づけられる睡眠と覚醒を交互に繰り返しており，睡眠時無呼吸症候群を示唆する(赤枠)．

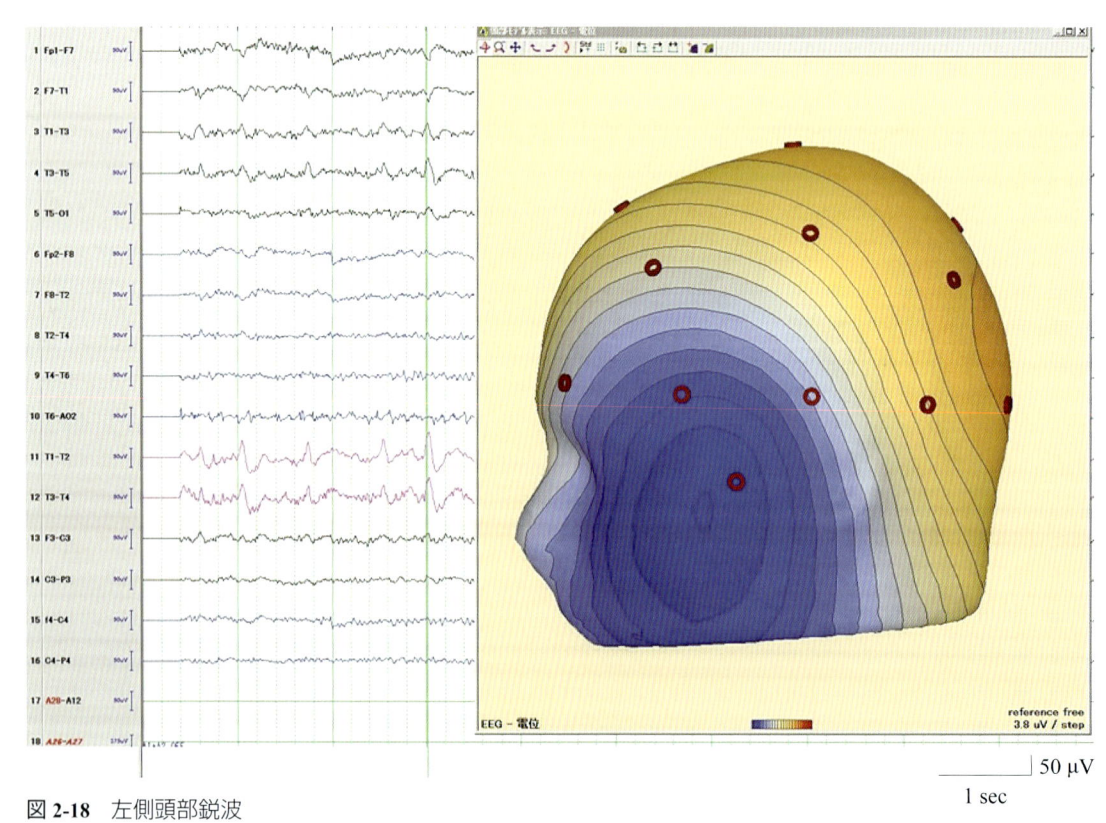

図 2-18　左側頭部鋭波
左側頭部鋭波(緑線)の電位分布を頭部モデル上にマッピングしたものである．青色の部位が鋭波の陰性電位を示している．

第 1 部　デジタル脳波の記録・判読指針

# 3 各種の病態での注意点と指針

> **サマリーコメント**
>
> 各種病態におけるデジタル脳波記録および判読については注意すべき点がある.
> 　脳死判定の指針改定により, 脳波をリアルタイムで紙媒体に記録する必要がなくなり, デジタル記録の利点を活かした判定が可能となった.
> 　脳波記録時には体内埋め込み型電気刺激に伴うアーチファクトに適宜対応する必要がある. ただし, 刺激装置による脳波計への影響は報告されていない.
> 　意識障害患者や小児では患者の協力が十分に得られず, 種々のアーチファクトが混入することが多い. そのためリモンタージュなどの設定の変更を適宜行う必要がある.

## 3-1 脳死判定

**ベーシック　現行の法的脳死判定マニュアルに準拠して脳死判定を行う場合の注意点**

本学会より『ペーパレス脳波計の性能と使用基準2000』が発表されてから15年が経つ. 法的脳死判定マニュアルは平成9年に施行された臓器移植法に基づく脳死判定(以下,「法的脳死判定」)を行うにあたり, 厚労省「脳死判定基準に関する研究班」により平成11年に作成された[25]. このマニュアルは現在も法的脳死判定のgold standardであるが, 平成11年度版では「平坦脳波の確認」の項目に関してはアナログ脳波計が主流であった時代に作成されたため, デジタル脳波計での記録においても記録中に脳波を脳波記録用紙に記録する必要があった. 平成22年の法的脳死判定マニュアルの改訂ではデジタル脳波計の普及を踏まえ, 従来の「記録中に脳波を脳波記録用紙に記録する必要」はなくなり, デジタル記録の利点を活かしての判定が可能となった[26]. 以下, 平成22年改訂マニュアルのデジタルタイプの脳波計を用いた場合の指針を註釈とともに記載する.

①別プリンターにより従来のペン書き記録と同等の精度で記録時の設定条件や記録時刻がわかるように脳波波形を出力する(脳波の「記録中」に脳波記録用紙上に記録する必要がなくなった).

②少なくとも600 dpi 以上の分解能をもったプリンターが望ましい.

③プリントアウトした脳波記録は脳波測定の連続性がわかるようにする.

④脳波測定時とプリントアウトした波形のモンタージュや設定は同じにする(註：いいかえれば, 検査後にマニュアルで推奨されているモンタージュ(電極間隔7 cm 以上)にリフォーマットして判読することは許されておらず, マニュアルに沿った感度, フィルタ設定, モンタージュにて較正脳波および環境ノイズ(手背記録)のデジタル記録(30分以上)が必要となる)[27].

⑤ディスプレイ画面上でECIの判定を行ったとしても紙に出力して記録する(文献27には記載されていないが, 保存時のサンプリング周波数の設定は500 Hz 以上を推奨する).

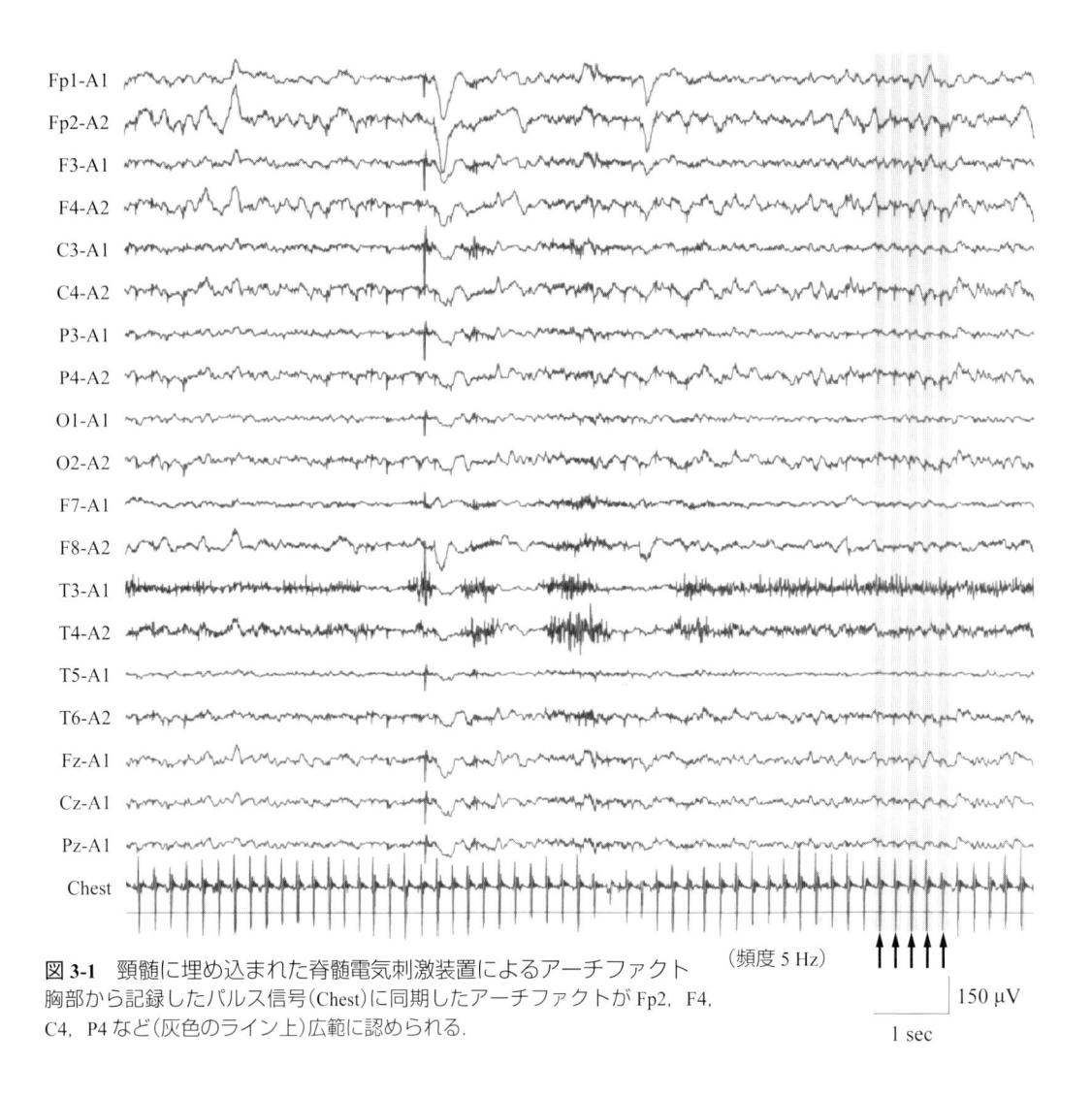

**図 3-1** 頸髄に埋め込まれた脊髄電気刺激装置によるアーチファクト
胸部から記録したパルス信号(Chest)に同期したアーチファクトが Fp2, F4, C4, P4 など(灰色のライン上)広範に認められる.

# 3-2 体内埋め込み型電気刺激装置

現在,日本で使用可能な埋め込み型電気刺激装置には心臓ペースメーカー(埋め込み型除細動器を含む),脳深部刺激装置,脊髄電気刺激装置,迷走神経刺激装置が存在する.刺激により脳波記録にアーチファクト(持続の短い棘波様の波形)を生じるが,波形,規則性などを熟知していれば,その特徴から脳活動との鑑別は比較的容易である[28](図 3-1, 図 3-2).アーチファクトで脳波の判読が困難な場合には,(可能であれば)刺激の停止を行ったり,刺激を確認するための電極を刺激装置の近傍に置くこともある.刺激装置による脳波計への影響,脳波計の刺激装置に対する影響は報告されていない.

### ベーシック 心臓ペースメーカー(埋め込み型除細動器を含む)

不整脈の治療に用いられる.刺激装置は鎖骨付近の前胸部皮下に埋め込まれ,リードは心臓内に留置される.アーチファクトは規則的で,出力周波数は心拍動に一致する.

### ベーシック 脳深部刺激装置

Parkinson 病や不随意運動の治療に用いられる.刺激装置は鎖骨付近の前胸部皮下に埋め込まれ,リードは脳内に留置される.パルス幅は 60〜450 µsec(一般に 60 µsec),出力周波数は 2〜185 Hz の間(一般に 130 Hz)で可変である.頭蓋内で刺激するために頭皮上脳波に大きなアーチファクトが発生する.また,留置の際に頭蓋骨にバーホールをあけるため,breach rhythm も生じうる.

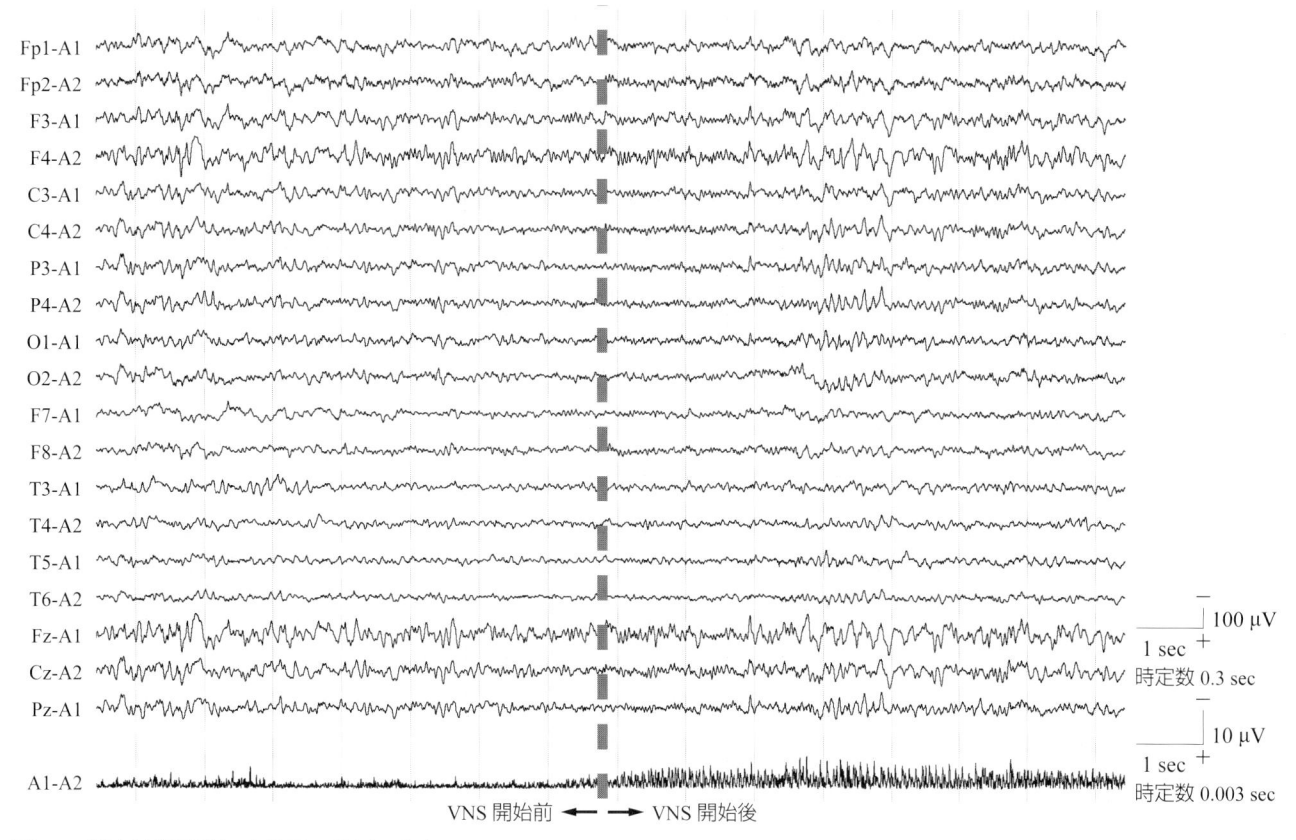

**図 3-2** 迷走神経刺激によるアーチファクト
通常の脳波測定・表示条件（時定数 0.3 秒）では，迷走神経刺激のオンタイムで脳波上にアーチファクトはみられない．A1-A2 で時定数を 0.003 秒，振幅表示を 15 倍にすると，刺激中のアーチファクトが認められた（図の最下部）．

### アドバンス　補足

デジタル脳波計の特性を生かしたアーチファクト除去フィルタも開発されつつある[28]．

### ベーシック　脊髄電気刺激装置

慢性疼痛の治療に用いられる．刺激装置は腰部や前胸部などの皮下に埋め込まれ，リードは脊髄硬膜外腔に留置される．出力周波数は 2～150 Hz 程度で，一般に 1～5 Hz の出力周波数が用いられる．

### ベーシック　迷走神経刺激装置

てんかんの治療に用いられる．刺激装置は鎖骨付近の前胸部皮下に埋め込まれ，リードは左迷走神経に留置される．出力周波数は 1～30 Hz，オンタイムは 7～60 秒，オフタイムは 0.2～180 分で可変である．

## 3-3　意識障害患者

意識障害患者では患者の協力が不十分なため，種々のアーチファクトが混入する．アーチファクト混入のない記録を短時間でも得ることは重要である．小児脳波の場合と同様，この部分を最大限利用して，リモンタージュやリフィルタリング，感度変更を行えば，紙書き脳波計では得られなかった良好な判定が可能となる．しかしアーチファクト混入が避けられないとき，その時点での患者の状態に関する情報が重要となる．また記録途中でミオクローヌス等が出現した場合，表面筋電図を追加して記録することもある．さらに記録中にある薬剤を投与しその効果を判定したい場合もある．このときは薬剤投与前後で脳波を比較することが必要となろう．またデジタル脳波計に限ったことではないが，記録中に声かけや簡単な質問をして被検

者の意識レベルを確認したり，覚醒レベルを上げて後頭部優位律動や徐波出現頻度の変化を確認したりすることも意識的に行うことが推奨される．

### ベーシック　記録時の基本事項

> **サマリーコメント**
>
> 　記録者はメモ用紙を携帯し，記録中に起こった事象や与えた刺激について，その時刻と内容をメモすべきである．

　紙書き脳波計の場合は，記録中に起こった種々の事象を，記録紙に適時書き込むことができた．しかし，デジタル脳波計ではこのような書き込みができない．そこで，記録者には，記録終了後に，記録中に起こった事象をモニター画面に正確に書き込むという編集作業が要請されてくる．このため，事象が起こった時刻とどのようなことが起こったのかについて，その都度メモを作成しておくべきである．予測可能な出来事はイベント名を付けてあらかじめ登録しておくことができるが，すべてを登録できるわけではない．特に，意識障害患者のように，予期しないことが起こると予想されるときは，メモを作成することが記録中に行うべき必須の作業となる．

判読中の脳波：ジアゼパム投与後　　　　　　　スナップ画像：ジアゼパム投与前（左図の約10分前）

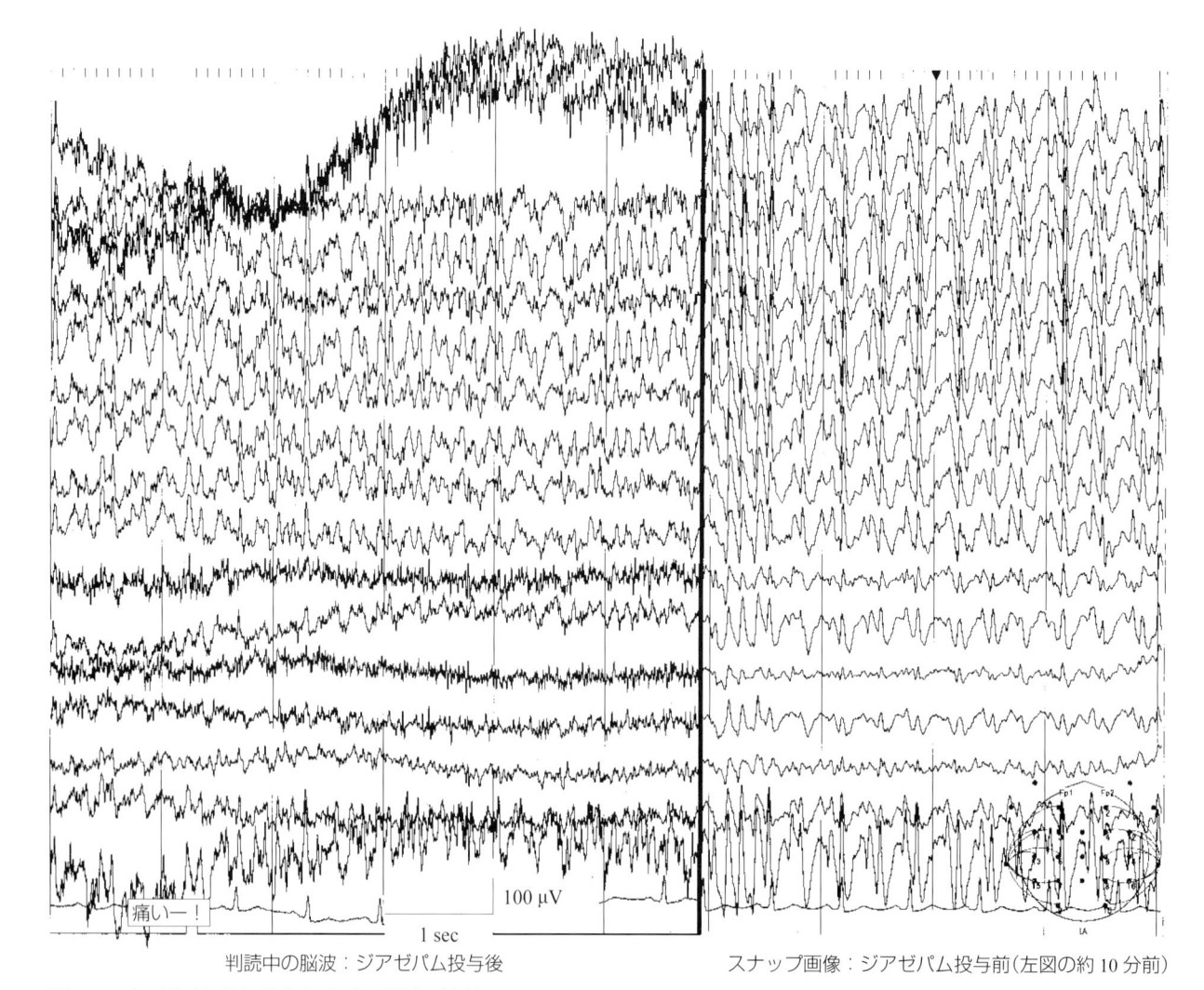

**図 3-3　ジアゼパム投与前後における脳波の比較**
太い縦線より右側はスナップ画像で，判読中の脳波部分（左側）と比較するためのものである．スナップ画像はジアゼパム投与前の記録であり，判読中の脳波は投与後である．ジアゼパム投与により棘徐波が減少しているのがわかる．判読中の脳波左下部に患者が「痛いー！」と叫んだことが，長方形で囲んだ部分に記載されている．これは記録後の編集作業によって挿入されたものである．この記載によって，前頭極部の大きな基線の動揺や筋電図の混入は，患者が顔をしかめたためと推測できるし，この時点における意識障害は，痛覚がわかる程度のものであったと確認できる．なお，棘徐波は右半球優位に出現しているが，この感度での判定は必ずしも容易ではない．感度を的確に下げれば優位性の判定が容易となろう．

### ベーシック 判読時の基本事項

**サマリーコメント**

注目波形の相互比較はスナップ機能を利用して行う．

　意識障害患者の脳波記録では，薬剤を投与しその経過を観察することがある．図3-3に広汎性の不規則棘徐波を呈した意識障害（非けいれん性てんかん重積状態）患者の脳波を示した．記録中にジアゼパムを投与されており，その効果を判定する必要がある．紙書き脳波計では，異なった時点で記録された注目波形を相互に比較することは，記録紙をたぐり寄せることによって比較的容易に行えた．デジタル脳波計でも，スナップ機能を用いれば同様の比較が行える．この機能を有効に利用すれば，判定精度をあげることができよう．なお，記録中に，モニター画面上で同様の比較が行えるソフトも市販されており，利用する価値があると思われる．

## 3-4 小児

　小児脳波の特徴は，年齢により発達的変化があること，成人に比較し振幅が高くアーチファクトが多いこと，てんかん発射と誤認し易い波形があること，小児に特有の波形やてんかん発

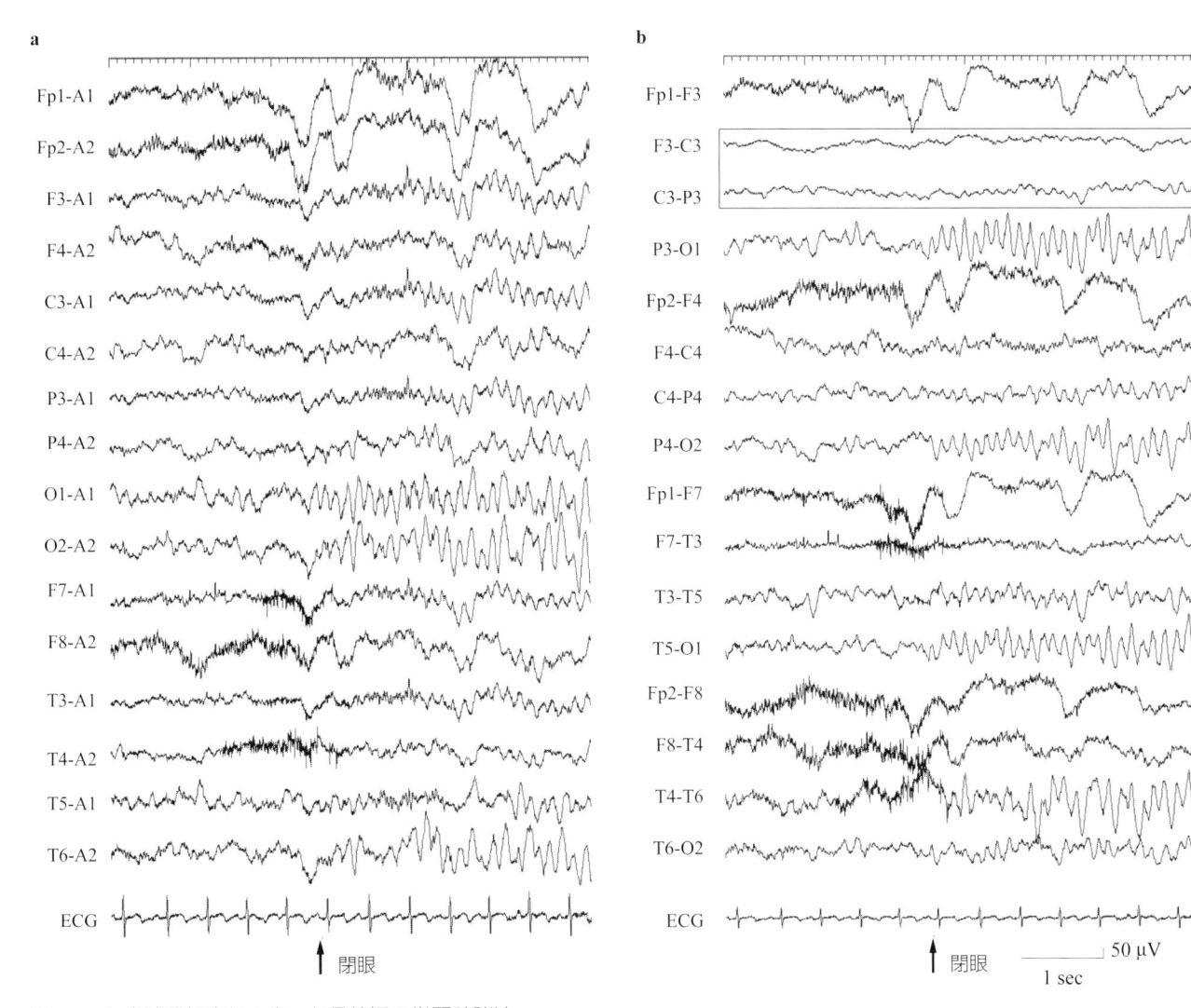

**図 3-4** 左半球脳梗塞の2歳1か月幼児の覚醒時脳波
同じ脳波を二つのモンタージュで示しており，この症例では左半球中心部の振幅低下（図の四角で囲まれた範囲）は基準導出法(a)より双極導出法(b)のほうが明瞭である．適切な導出法は症例により異なるので両方が必要である．この図が示すように，幼児でも根気強くあやして機嫌をとり，そっと瞼を押さえることで閉眼時の後頭部α律動の検出が可能である．

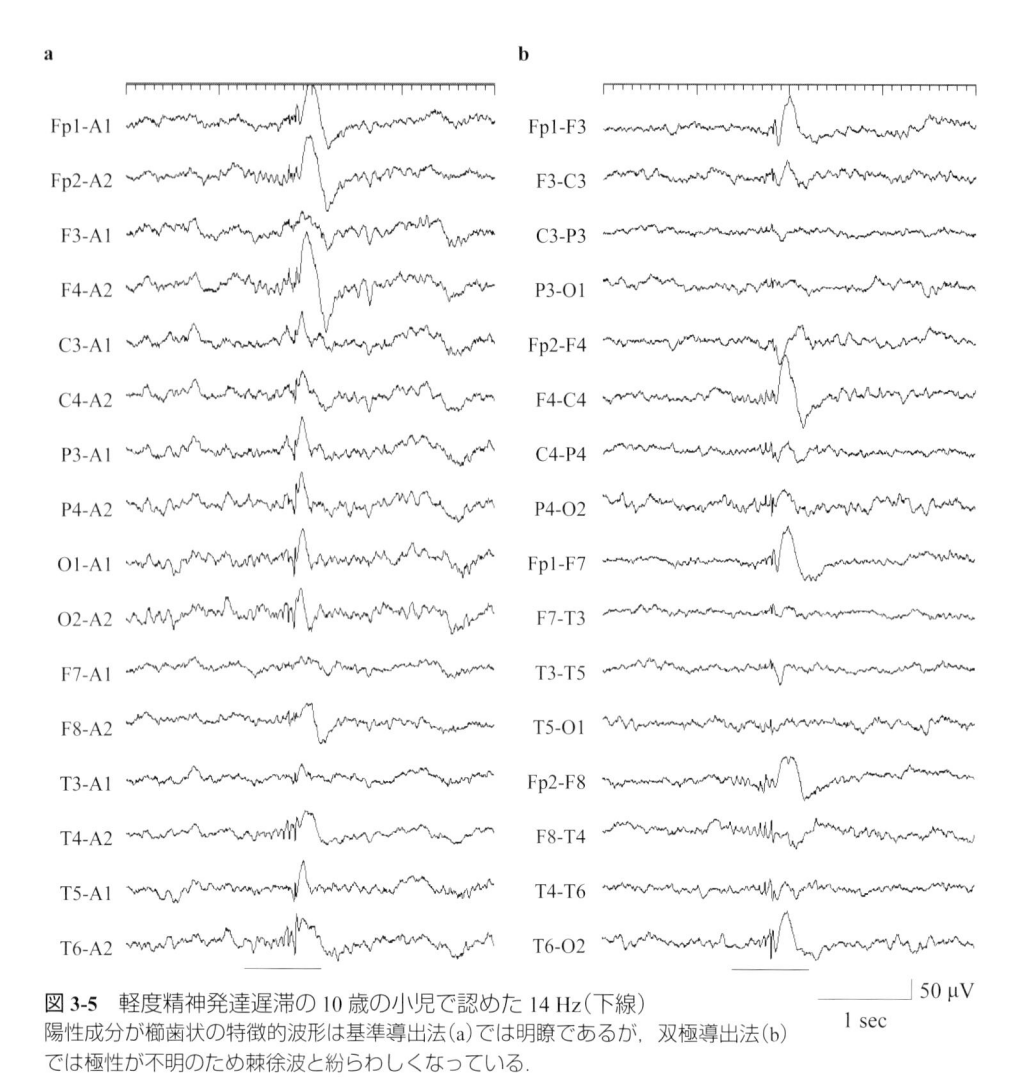

**図 3-5** 軽度精神発達遅滞の 10 歳の小児で認めた 14 Hz（下線）陽性成分が櫛歯状の特徴的波形は基準導出法（a）では明瞭であるが，双極導出法（b）では極性が不明のため棘徐波と紛らわしくなっている．

作型が存在することなどである．デジタル脳波の利点を生かすことで小児脳波を的確に判読することができる．

### ベーシック　背景基礎活動の異常のリモンタージュによる検出

小児は安静を保ち難いため必ずしも理想的な記録は得られない．適切な状態で記録できた部分を選び，判読に最適の条件にする必要がある．特に背景基礎活動の異常はモンタージュにより検出し易さが異なるので，基準導出法と双極導出法の両方での判読が必要である[29]（図 3-4）．

### アドバンス　てんかん発射と誤認しやすい波形の識別

小児脳波では，陽性棘波（positive spike）などてんかん発射と誤認しやすい波形を時に認める．この識別にはリモンタージュ機能を生かして，基準導出法と双極導出法を共に含む種々の設定により波形を正確に判読する必要がある（図 3-5）．

### アドバンス　小児てんかんの発作時脳波

小児に特有の発作型があり，代表が West 症候群の epileptic spasms である．その発作時脳波では高振幅徐波が出現するが，正確な判読のためには時定数（低域遮断フィルタ）や感度（ゲイン）など設定の調整が必要である（図 3-6）．

### アドバンス　低域遮断フィルタにより発生する高周波アーチファクト

高い遮断周波数の低域フィルタを使用することにより高周波振動（high frequency oscillations：HFOs）を検出できる．しかしフィルタにより実際には存在しない振動が遮断周波数でアーチファクトとして発生するため，複数の遮断周波数による波形を比較することで真の HFOs とアーチファクトを慎重に識別しなければならない（図 3-7）．

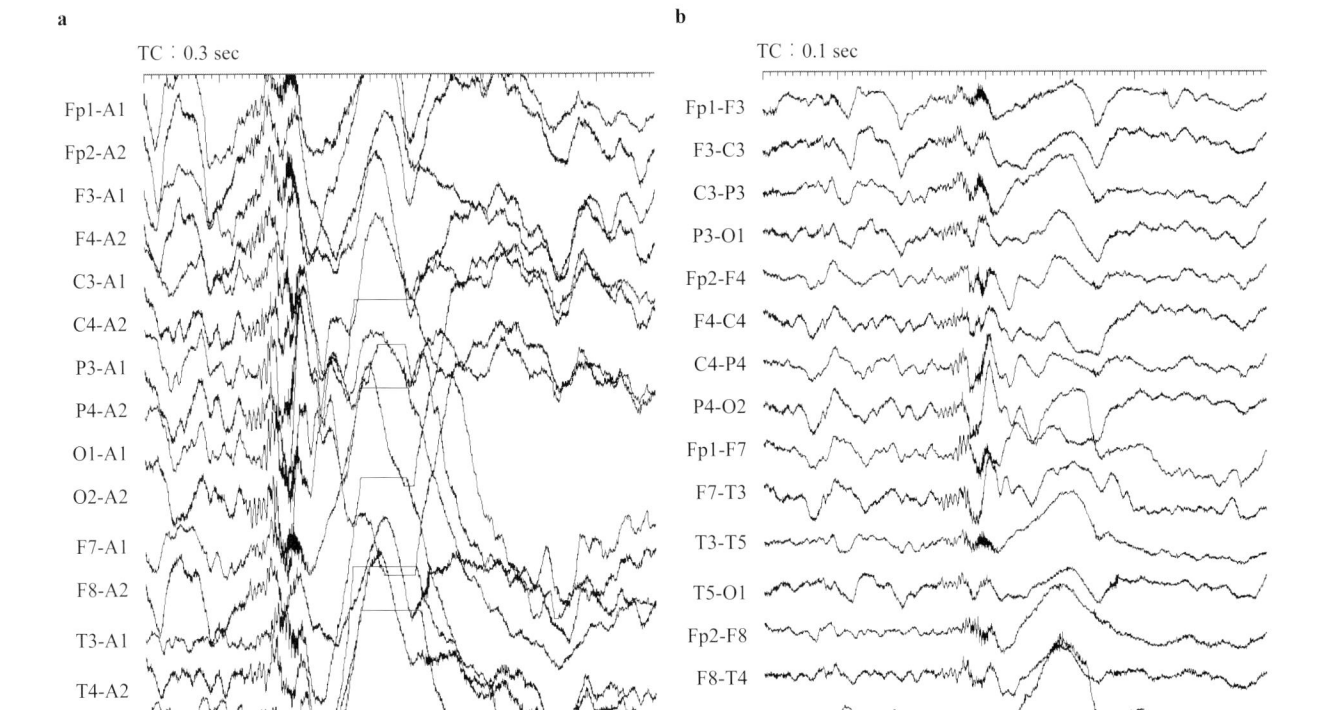

**図 3-6** Epileptic spasms の発作時脳波（矢印）
時定数（TC）0.3 秒で通常感度の脳波（a）では，発作時徐波は振幅が高すぎて一見アーチファクトと識別することが困難である．TC 0.1 秒で感度 1/2 にすると速波に続く高振幅徐波を認識できる（b）．

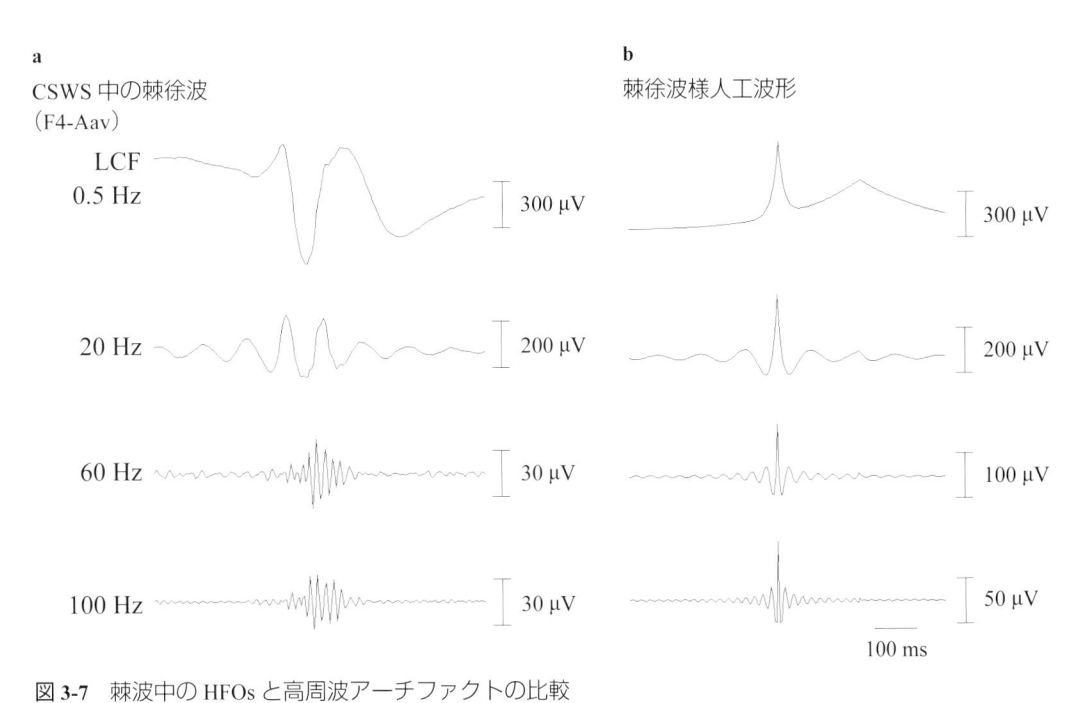

**図 3-7** 棘波中の HFOs と高周波アーチファクトの比較
徐波睡眠時に持続性棘徐波（CSWS）を示すてんかんにおける睡眠中の棘徐波（F4，基準は平均耳朶電位）に高い遮断周波数の低域フィルタ（low-cut filter：LCF）を使用すると 120 Hz 前後の HFOs が検出されるが[30]，この波形や周波数はフィルタが 60 Hz でも 100 Hz でもほぼ同様である（a）．一方，棘徐波様波形を人工的にコンピュータ内部で発生させフィルタを使用すると，真の HFOs は全く含まないにも拘わらず高周波のアーチファクト振動が発生する[31]．しかしこの高周波アーチファクトは遮断周波数に一致した周波数を示す点で真の HFOs とは識別できる（b）．

3　各種の病態での注意点と指針

# 4 資料・文献

## 4-1 添付資料：脳波検査申込書／報告書

**患者登録事項**

依頼医師名（　　）
科名（　　）　外来，入院
性別　1．男性，2．女性
生年月日（　　）
患者氏名（　　）
初回検査または継続の別
　1．初回，2．継続，3．不明
臨床概要（　　）
検査目的
　1．器質脳疾患の除外，2．てんかん性異常の有無，3．局在性異常の確認，
　4．汎発性脳障害の確認，5．意識障害との相関，6．経過観察，7．その他
臨床診断（　　）
現病歴（　　）
異常臨床所見（　　）
画像所見（　　）
投薬内容
　0．なし，1．抗けいれん剤（　　），2．向精神薬（　　），3．副腎皮質ホルモン剤，
　4．鎮痛剤（　　），5．抗生物質（　　），6．その他（　　）

**脳波検査所見**

**脳波登録事項**（技師が記入）

技師名（　　）
脳波番号（　　），検査番号（　　），オーダー番号（　　），カルテ番号（　　），検査年月日（　　），
時刻（　　），最終食事時刻（　　），脳波計機種（　　），Time constant（　　），高周波フィルタ（　　）
賦活方法
　0．なし，1．光刺激，2．音刺激，3．過呼吸，4．誘発睡眠（薬剤，量），5．頭蓋内記録，
　6．ビデオ記録，7．その他（　　）

**背景脳波**

振幅
　1．低（20 μV 以下），2．中等（20〜80 μV），3．高（80 μV 以上），4．変動性，5．その他（　　）
周波数　　Hz〜　　Hz

優位リズム
　1．β，2．α，3．θ，4．δ，5．混合，6．欠如，7．その他（　　）
左右差
　0．なし，1．あり（右＞左，左＞右），2．その他（　　）
Organization　　1．良好，2．不十分
Modulation　　1．良好，2．不十分
開眼による抑制
　1．α抑制，2．変化なし（抑制不良），3．矛盾性，4．一側のみ抑制，5．異常波抑制，
　6．異常波出現，7．その他（　　）
分布
　1．後頭部優位，2．後頭部〜前頭部，3．びまん性
睡眠波
　0．なし，1．頭蓋頂鋭波，2．紡錘波，3．異常睡眠波，4．その他（　　）
その他
　□μ波，□λ波，□若年性後頭部徐波，□その他（　　）
コメント（　　）

### 非突発性異常所見

＊以下 A，（A'），B，C，D 各項から選択して記載
A：1．汎発性，2．半球性，3．限局性，4．焦点性，5．多焦点性
A'：1．焦点（Fp1, Fp2, F3, F4, C3, C4, P3, P4, O1, O2, F7, F8, T3, T4, T5, T6），
　　2．右半球性，3．左半球性，4．multi focus
B：1．低振幅，2．中等振幅，3．高振幅，4．変動性振幅
C：1．不規則徐波（主にδ），2．不規則徐波（主にθ），3．律動性δ　4．律動性θ，5．三相波
D：1．間欠性に出現，2．持続性に出現，3．一過性に出現，4．時々出現，5．稀に出現，
　　6．反復性に出現
コメント（　　）

### 突発性異常

＊以下 A，（A'），B，C，D 各項から選択して記載
A：1．汎発性，2．半球性，3．限局性，4．焦点性，5．多焦点性
A'：1．焦点（Fp1, Fp2, F3, F4, C3, C4, P3, P4, O1, O2, F7, F8, T3, T4, T5, T6），
　　2．右半球性，3．左半球性，4．multi focus
B：1．低振幅，2．中等振幅，3．高振幅，4．変動性振幅
C：1．spike，2．sharp wave，3．sharp component，4．slow burst，5．spike and wave，
　　6．poly spike and wave，7．3 Hz spike and wave，8．slow burst with spike，9．slow spike and wave
D：1．間欠性に出現，2．持続性に出現，3．一過性に出現，4．時々出現，5．稀に出現，
　　6．反復性に出現
その他の波形：□Hypsarrhythmia，□発作，□その他（　　）
コメント（　　）

### 非てんかん性突発性活動

　□14&6 c/sec. 陽性棘波，□6 c/sec. phantom 棘徐波，□SSS，□その他（　　）
コメント（　　）

### 賦活脳波

光刺激
 0. 施行せず，1. 反応なし，2. 駆動波，3. 背景活動の抑制，4. 駆動波非対称，
 5. 突発性異常波の増強・誘発，6. 光突発性反応，7. 光筋原性反応，8. 異常波誘発，
 9. その他（　）

音刺激
 0. 施行せず，1. 反応なし，2. 背景活動の抑制，3. 覚醒波形，4. K-complex，
 5. 突発性異常波の増強・誘発

過呼吸
 0. 施行せず，1. 変化なし，2. 正常徐波化，3. 覚醒，4. 異常徐波化（回復遅延），
 5. 非対称増強・誘発，6. 限局性徐波増強・誘発，7. 棘波増強・誘発，
 8. その他の突発性異常の増強・誘発，9. その他（　）

自然睡眠
 0. なし，1. 正常，2. 異常睡眠波形，3. 突発性異常波の増強・誘発，4. 発作誘発，
 5. その他（　）

誘発睡眠
 0. なし，1. 正常，2. 異常睡眠波形，3. 突発性異常波の増強・誘発，4. 発作誘発，
 5. その他（　）

### 特殊な脳波パターン

☐ psychomotor variant（RMTD），☐ PLEDs，☐ PSD/PSWC，☐ suppression burst
☐ 昏睡 coma（α，紡錘，β，θ，δ），☐ 大脳電気的無活動（electrocerebral inactivity：ECI）
☐ その他（　）
コメント（　）

### 判定

総合判定
 1. Normal，2. WNL，3. Borderline，4. Mildly abnormal，5. Moderately abnormal，
 6. Markedly abnormal，7. 判定不能

覚醒度
 1. Awake，2. Drowsy，3. Stage I，4. Stage II，5. Stage III/IV，6. REM，7. Somnolent，8. Stupor

### コメント（臨床との相関および示唆）

記載日（　）

記載者（　）

承認医師（　）

## 4-2 参考資料

### 高齢者の脳波の耳朶電極の活性化

　高齢者の脳波には側頭部優位に出現する特徴的な波形が多く，耳朶電極を活性化するため判読に注意を要する．最も出現率が高いものはカッパ(κ)律動[*1]で60歳以上では約半数例にみられる[32]．BORTT(burst of rhythmic/rhythmical temporal theta)[*2]，老人性側頭部間欠性徐波(temporal slow waves of the elderly：TSE)，wicket spike，TMSSA(temporal minor slow and sharp activity)も耳朶に波及するため，T3-T4，A1-A2の誘導が有用である(図4-1～図4-3)．

[*1] カッパ(κ)波
κ律動(Kappa rhythm)，the third rhythm は同義で，MEGのtau(τ)rhythmに相当する(ICCNによる「臨床脳波で汎用される用語集と脳波所見報告書の推奨」に記載されているが，1999年の時点では本用語の使用は推奨されなかった)[18]．

[*2] BORTT
κ波の周波数は6～12 Hzとされており，BORTTは6～7 Hzのθ群発で性質はκ波と全く同じなので，θ波帯域のκ波と考えられる．

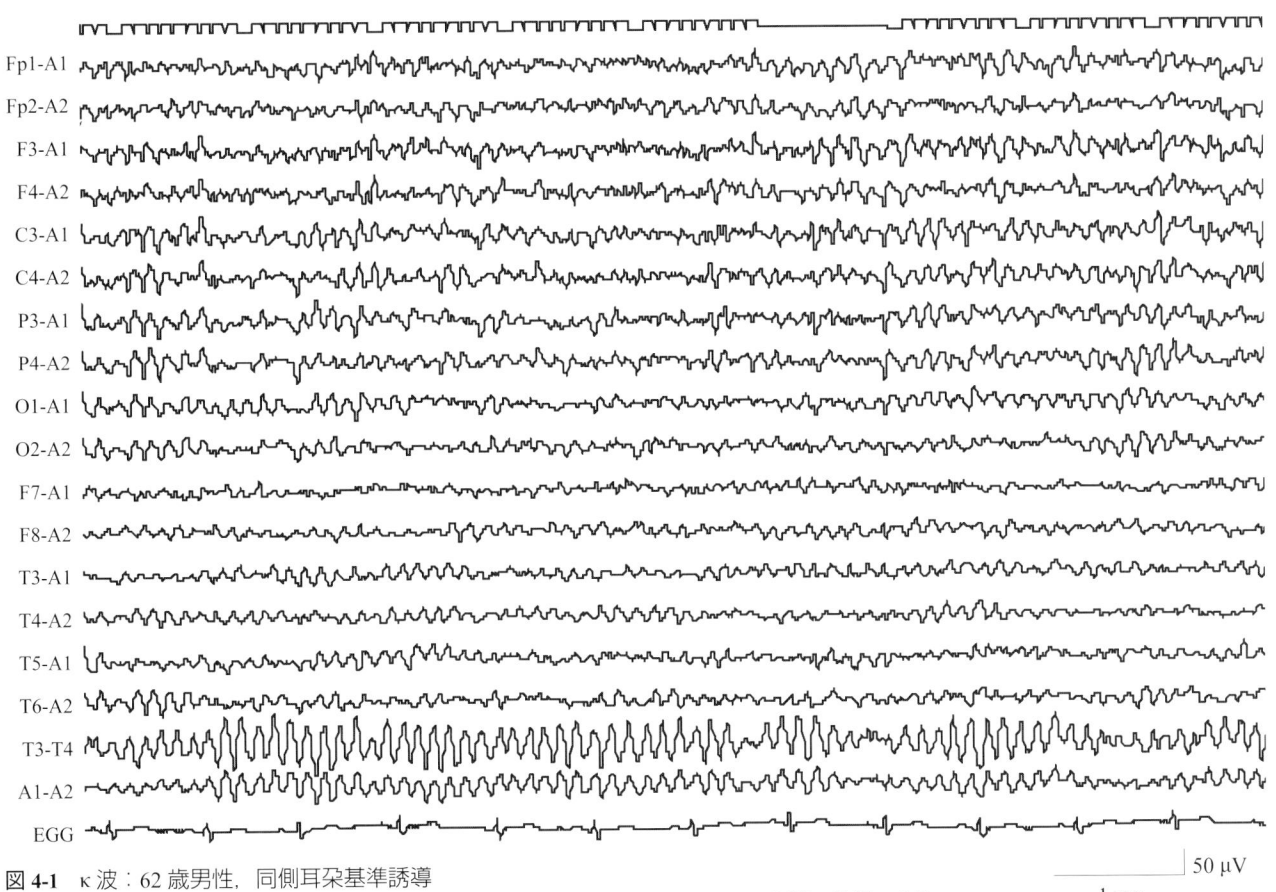

**図 4-1** κ波：62歳男性，同側耳朶基準誘導
T3，T4優位のκ波は低振幅のためα波との区別がつかない．しかし，T3-T4，A1-A2誘導で確認できる．
(文献32より引用)

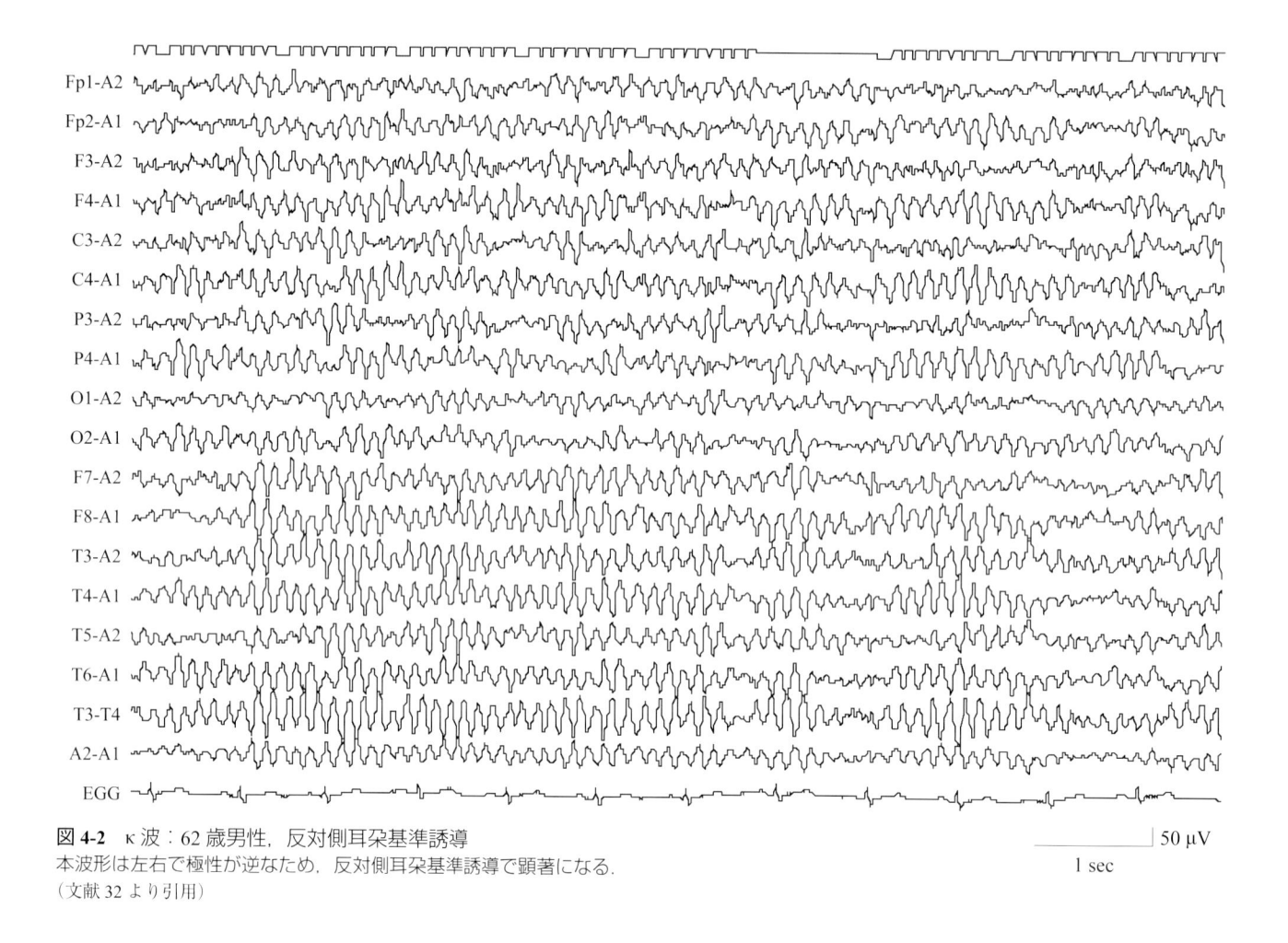

**図 4-2** κ波：62 歳男性，反対側耳朶基準誘導
本波形は左右で極性が逆なため，反対側耳朶基準誘導で顕著になる．
（文献 32 より引用）

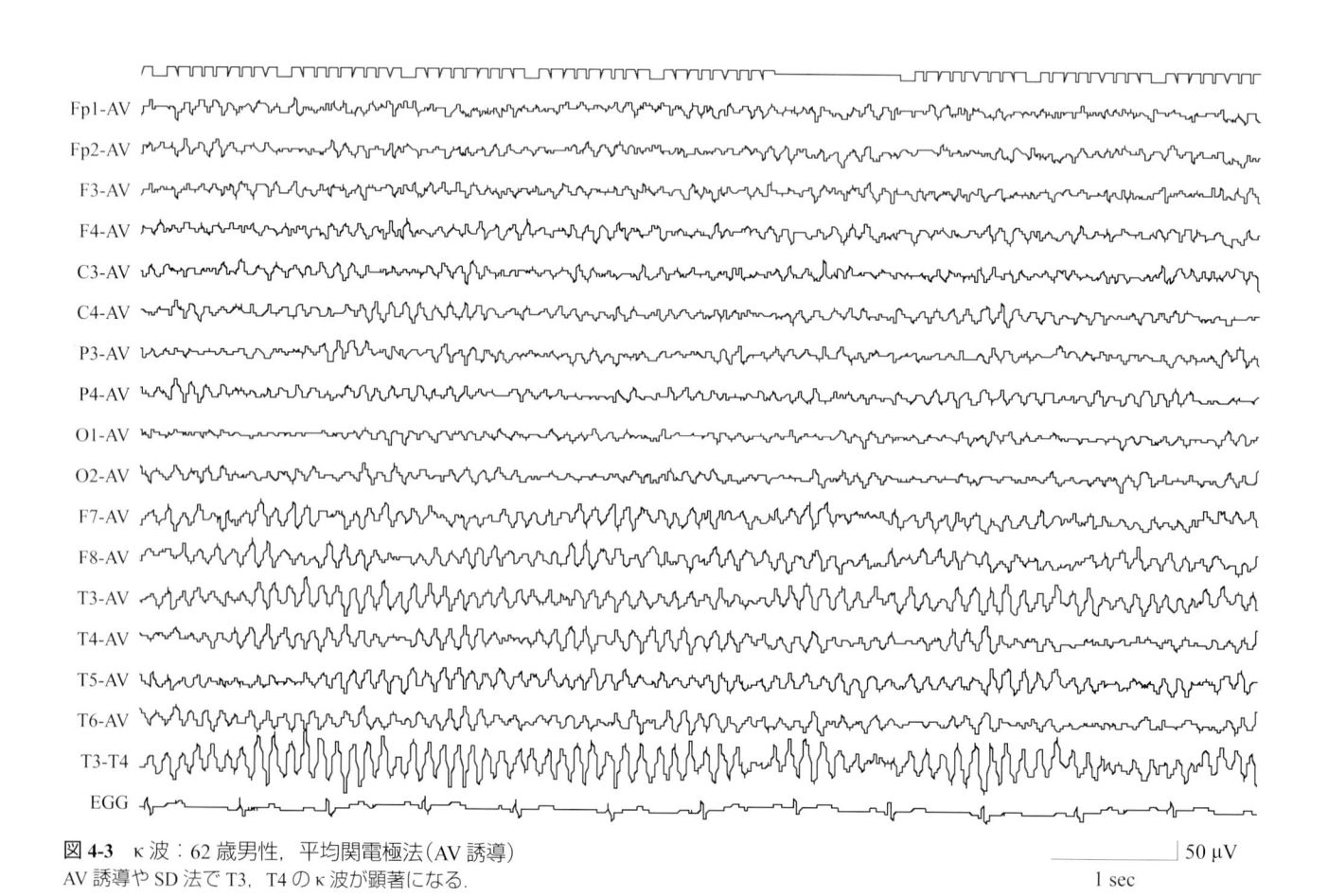

**図 4-3** κ波：62 歳男性，平均関電極法（AV 誘導）
AV 誘導や SD 法で T3，T4 の κ 波が顕著になる．

第 1 部　デジタル脳波の記録・判読指針

# 4-3 文献

1) 日本臨床神経生理学会臨床脳波検査基準改訂委員会（石山陽事，池田昭夫，小林勝弘，末永和榮，飛松省三，中村文裕，中村政俊，野沢胤美，平賀旗夫，松浦雅人，真柳佳昭）：改訂臨床脳波検査基準2002．臨床神経生理学 31：221-242, 2003.
2) 末永和榮, 松浦雅人：デジタル臨床脳波学．医歯薬出版，東京，2011.
3) 末永和榮, 松浦雅人：発生源導出法による高齢者の側頭部徐波．精神科治療学 16：947-951, 2001.
4) 橋本修治（著），幸原伸夫（執筆協力）：臨床電気神経生理学の基本．脳波と筋電図を日々の臨床に役立つものとするために．診断と治療社，東京，167, 2013.
5) 飛松省三：脳波を楽しく読むためのミニガイド(1)．臨床脳波 46：665-673, 2004.
6) 飛松省三：脳波を楽しく読むためのミニガイド(2)．臨床脳波 46：731-742, 2004.
7) 飛松省三：脳波を楽しく読むためのミニガイド(3)．臨床脳波 46：807-820, 2004.
8) 飛松省三：脳波の導出法．臨床神経生理学 34：44-53, 2006.
9) Lesser RP, Luders D, Dinner DS, et al：An introduction to the basic concepts of polarity and localization. *J Clin Neurophysiol* 2：45-61, 1985.
10) 日本脳波・筋電図学会，脳波電極および導出法検討委員会：臨床脳波検査用標準モンタージュおよび臨床脳波検査用電極と基準導出法の使用指針．脳波と筋電図 13：92-97, 1985.
11) American Clinical Neurophysiology Society：Guideline 6：A proposal for standard montages to be used in clinical EEG. *J Clin Neurophysiol* 23：111-117, 2006.
12) Chatrian GE, Lettich E, Nelson PL：Modified nomenclature for the "10%" electrode system. *J Clin Neurophysiol* 5：183-186, 1988.
13) Bearden S：EEG reviewing/recording strategy. *Am J END Technol* 47：1-19, 2007.
14) Ikeda A, Yazawa S, Kunieda T, et al：Scalp-recorded focal, ictal DC shift in a patient with tonic seizure. *Epilepsia* 38：1350-1354, 1997.
15) Ikeda A, Sengoku A, Aoyagi N, et al：Seizure with prominent tonic initial signs followed by psychomotor features：a case report clinically manifesting an unusual ictal evolution. *Epileptic Disord* 1：127-133, 1999.
16) Klass DW, Westmoreland BF：Nonepileptogenic epileptiform electroencephalographic activity. *Ann Neurol* 18：627-635, 1985.
17) 橋本修治：成人脳波判読の基礎．臨床神経生理学 33：524-533, 2005.
18) Noachtar S, Binnie C, Ebersole J, et al：A glossary of terms most commonly used by clinical electroencephalographer and proposal for the report form for the EEG findings. In Deuschl G, Eisen A(eds). Recommendations for the practice of clinical neurophysiology：Guidelines of the International Federation of Clinical Physiology. *Electroencephalogr Clin Neurophysiol* Suppl 52：21-41, 1999.
19) Gloor P：The EEG and differential diagnosis of epilepsy. In van Duiji H, Donker DNJ, van Huffelen AC(eds). *Current Concepts in Clinical Neurophysiology*. Trio, The Hague, 9-21, 1977.
20) 橋本修治, 原田 譲：成人脳波判読の実際．臨床脳波 48：561-571, 2006.
21) 大熊輝雄：脳波所見の判読と記載．臨床脳波学．第5版．医学書院，東京，395-403, 1999.
22) ハンス・O.リューダース, ソヘイル・ノアハタ（兼本浩祐, 河合逸男訳）：脳波アトラス．脳波分類．医学書院，東京，15-22, 1995.
23) 日本神経学会用語委員会編：神経学用語集．第3版．文光堂，2008.
24) 日本てんかん学会：てんかん学用語集．第4版．日本てんかん学会，2009.
25) 法的脳死判定マニュアル．厚生省厚生科学研究費特別研究事業「脳死判定手順に関する研究班」H11年度報告書.
26) 法的脳死判定マニュアル．厚労省厚生科学研究費特別研究事業「臓器提供施設における院内体制整備に関する研究」「脳死判定基準のマニュアル化に関する研究班」H22年度報告書.
27) American Clinical Neurophysiology Society：Guideline 3：Minimum technical standards for EEG recording in suspected cerebral death. *J Clin Neurophysiol* 23：97-104, 2006.
28) Allen DP, Stegemöller EL, Zadikoff C, et al：Suppression of deep brain stimulation artifacts from the electroencephalogram by frequency-domain Hampel filtering. *Clin Neurophysiol* 121：1227-1232, 2010.
29) 小林勝弘（著），大塚頌子（監修）：小児脳波―判読のためのアプローチ．診断と治療社，東京，289, 2008.
30) Kobayashi K, Watanabe Y, Inoue T, et al：Scalp-recorded high-frequency oscillations in childhood sleep-induced electrical status epilepticus. *Epilepsia* 51：2190-2194, 2010.
31) Bénar CG, Chauviere L, Bartolomei F, et al：Pitfalls of high-pass filtering for detecting epileptic oscillations：a technical note on "false" ripples. *Clin Neurophysiol* 121：301-310, 2010.
32) 末永和榮：カッパ(κ)律動の脳波学的研究．臨床神経生理学 2：295-303, 2004.

## 利益相反

日本臨床神経生理学会ペーパレス脳波の記録・判読指針小委員会による「デジタル脳波の記録・判読指針」に関して，以下のCOI状態を記す．

4) 講演料（年間50万円以上）：池田昭夫（大塚製薬），赤松直樹（大塚製薬，協和発酵キリン，グラクソスミスクライン），松浦雅人（協和発酵キリン）
6) 研究費（年間200万円以上）：寺田清人（UCBジャパン）
8) 寄附講座：池田昭夫，松本理器（京都大学大学院医学研究科てんかん・運動異常生理学講座は，大塚製薬，グラクソスミスクライン，日本光電，UCBジャパンの寄付金にて支援されている）

# 第 2 部

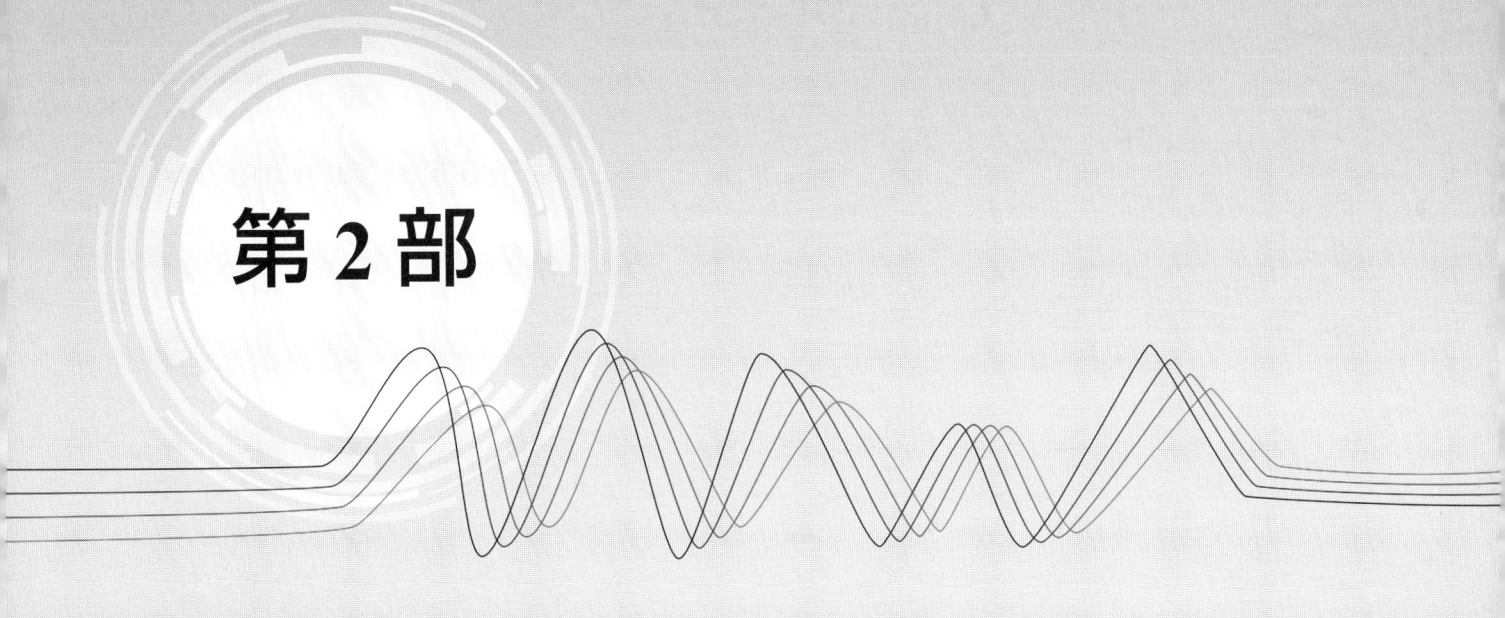

## 指針に基づいた実例提示

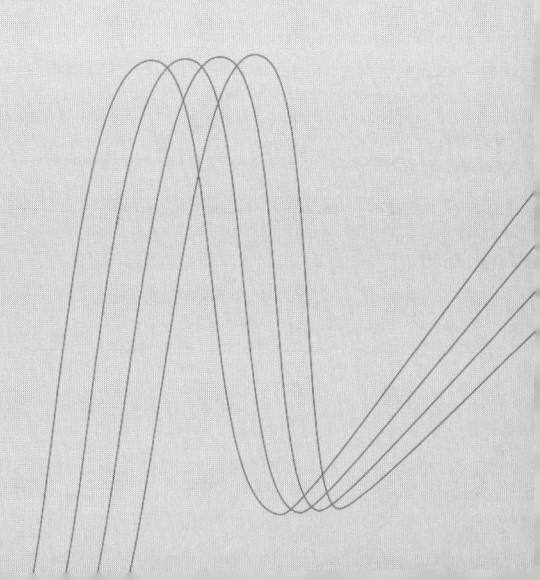

# 1 記録

> **サマリーコメント**
>
> 本項では，検査技師の日常脳波検査の遂行過程を順に説明していく形式で，記録のポイントを具体的に提示する．検査前（臨床情報取得，脳波計の条件設定），検査中（脳波変化に応じた各種条件の変更），検査後（脳波データ保存，検査報告書作成，脳波所見の見直し）についてそれぞれ述べる．

## 事例1：16歳，女性，左側頭葉てんかん疑い

**[場面1]** 某総合病院の脳波検査室を想定する（脳波検査の件数が多く，朝から脳波検査の予約が1時間ごとに入っている）．

まず，検査技師は，検査前にカルテと依頼票などをみながら，脳波検査に必要な患者の情報を事前に収集する．

### 一般的解説

脳波記録の際に必要な臨床情報には，①事前に調べておくべきもの（患者の年齢，性別，服用中の薬剤など），および②検査の際に患者に確認すべき情報（p.52の場面5）の二つがある．

**[場面2]** 次に脳波計の設定を事前に確認する．担当技師は，デジタル脳波計を立ち上げて，脳波計の様々な設定を，それぞれのボックスをクリックしながら確認，場合によっては修正していく．記録ごとに，原則的に記録条件はすべての設定をチェックする．システムリファレンスの設定が通常通り（たとえば，C3とC4の平均など）になっているかを確認する．次に保存電極の選択状況を確認する．

### デジタル脳波の解説

システムリファレンスとは，デジタル脳波でのデータ記録時の基準電極であり，すべての電極に対する基準となる．すなわちデジタル脳波計の電極接続箱のG1（−）端子には各電極端子が，G2（＋）端子には共通端子が接続している．この共通端子がシステムリファレンスである．（▶第1部 1-1. 総論：ベーシック(p.4)，1-4. 記録の最中の注意点：ベーシック1）システムリファレンス(p.15)）．デジタル脳波計ではすべての脳波データはこのシステムリファレンスを基準に測定しているので，測定中および測定後に表示モンタージュを変更（＝リモンタージュ）することが可能となる．なお，従来のアナログ脳波計ではリモンタージュができなかったため，測定時（＝記録時）のモンタージュから変更することはできずに記録されたままの波形を判読するしかなかった[*1]．

---

[*1] アナログ脳波計の時代には，記録時の適切なモンタージュおよびその他の表示条件を選択することが極めて重要であったため，記録最中に臨機応変にかつ必要に応じて，モンタージュさらには感度，フィルタ設定などを適切にかつ速やかに判断して変更する技量がより求められたといっても過言ではないであろう．

---

デジタル脳波計の時代は，脳波測定後に自在に脳波表示条件を変更できるので，記録時には同じモンタージュや表示条件で脳波記録を行ってよいと一部で誤解されている（▶第1部 はじめに(p.2)）．表示条件の変更には際限があり，記録時に問題点を抽出することは重要で，また判

読医は判読時に記録時の状況を追体験することが効率的である．よって，必要に応じて表示条件(モンタージュや感度，フィルタなど)を適切に変更することが肝要であることに変わりはない．中途で表示変更してもデジタル記録される脳波信号が中断されることは一般的にないが，連続記録が中途中断されることのないように注意する．

### 一般的解説

デジタル脳波計において，システムリファレンスと同様に記録上重要なのが，接地電極(アース電極)である．アナログ脳波計でもデジタル脳波計でも，システムリファレンスに問題があると，ほかの電極からの記録信号に思わぬ影響を与える(リファレンスが不良時に，リファレンス電極の代わりに接地電極の電位が投射して入れ替わる現象など：アース電極信号の投射雑音)．そのため，これらについては特に注意して装着や記録を行う必要がある．なお最近の脳波計の接地電極はフローティング入力方式であり，大地へ接続している訳ではなく，増幅器のための基準点である．市販の脳波計では，機種により実際にはZやEと表示されていることが多い(▶第1部1-4. 記録の最中の注意点：ベーシック2)ニュートラル電極(シグナルアース)(p.15))．

[場面3]　次に技師は，サンプリング周波数(＝標本化周波数)の設定をチェックして，通常の500 Hzになっていることを確認する．

### デジタル脳波の解説

サンプリング周波数の約1/3以下の周波数活動が，ほぼ正確に再生表示できる(理論的には，1/2の周波数活動が可能でありナイキスト周波数とよぶが，実用的には1/3以下の周波数活動を使用している)．サンプリング周波数が500 Hzであれば，500÷3＝166.7 Hz以下の周波数活動の記録再生が可能となる．ルーチン脳波においても，脳波の速波成分と筋電図波形を区別するためにサンプリング周波数は少なくとも200 Hz以上が必要である(その際には200÷3＝66.7 Hz

までの周波数活動の記録再生が可能となり，記録時の高周波フィルタ(＝低域通過フィルタ，高域遮断フィルタ)の設定はこれ以下になるように，現在のほとんどの機種では自動設定されている)(▶第1部1-4. 記録の最中の注意点：ベーシック3)サンプリング周波数(p.15))．

[場面4]　ついで，低周波フィルタ(＝高域通過フィルタ，低域遮断フィルタ)，高周波フィルタの記録設定と表示設定，感度の表示設定などを確認していく．低周波フィルタの記録設定は0.08 Hz，表示設定は0.5 Hzあるいは1 Hz(時定数としてはそれぞれ2秒，0.3秒，0.16秒)[*2]，高周波フィルタは記録設定，表示設定ともに120 Hzとする．表示感度は10 μV/mmに設定する．

### デジタル脳波の解説

これらのアンプ機能の条件は，記録設定と表示設定を分けて考える必要がある．低周波フィルタの記録設定は，測定時および再生時に目的に応じて，自在に変更可能なように(＝リフィルタリング)，小さい周波数に設定されていることが多い．小さな周波数設定は，長い時定数に相当する[*2]．

---

[*2] 低周波フィルタと時定数の間には，低周波フィルタ＝1/(2π×時定数)，(すなわち低周波フィルタ×時定数＝0.16)という関係が成り立つので，時定数0.3秒は低周波フィルタ0.5 Hz，時定数2秒は低周波フィルタ0.08 Hz，時定数10秒は低周波フィルタ0.015 Hzにそれぞれ相当する[1]．

---

一方，表示設定においては，低周波フィルタの設定は，脳波(時定数0.3秒程度)，眼球運動(時定数1.5秒程度)，筋電図(時定数0.03秒程度)，心拍数(時定数0.1秒程度)でそれぞれ表示設定が違うことに留意する必要がある．

高周波フィルタの記録設定は，前項に記載したように，サンプリング周波数(通常500 Hz)の1/2未満，特に1/3が望ましく，500 Hzの場合では160 Hzが一般的である．一方，表示設定は通常それと同一あるいは状況に応じて，それ以下の120 Hz(あるいは筋電図などが多いときには60 Hz)とする．なおアナログ脳波計においては，文献2では高周波フィルタは使用しな

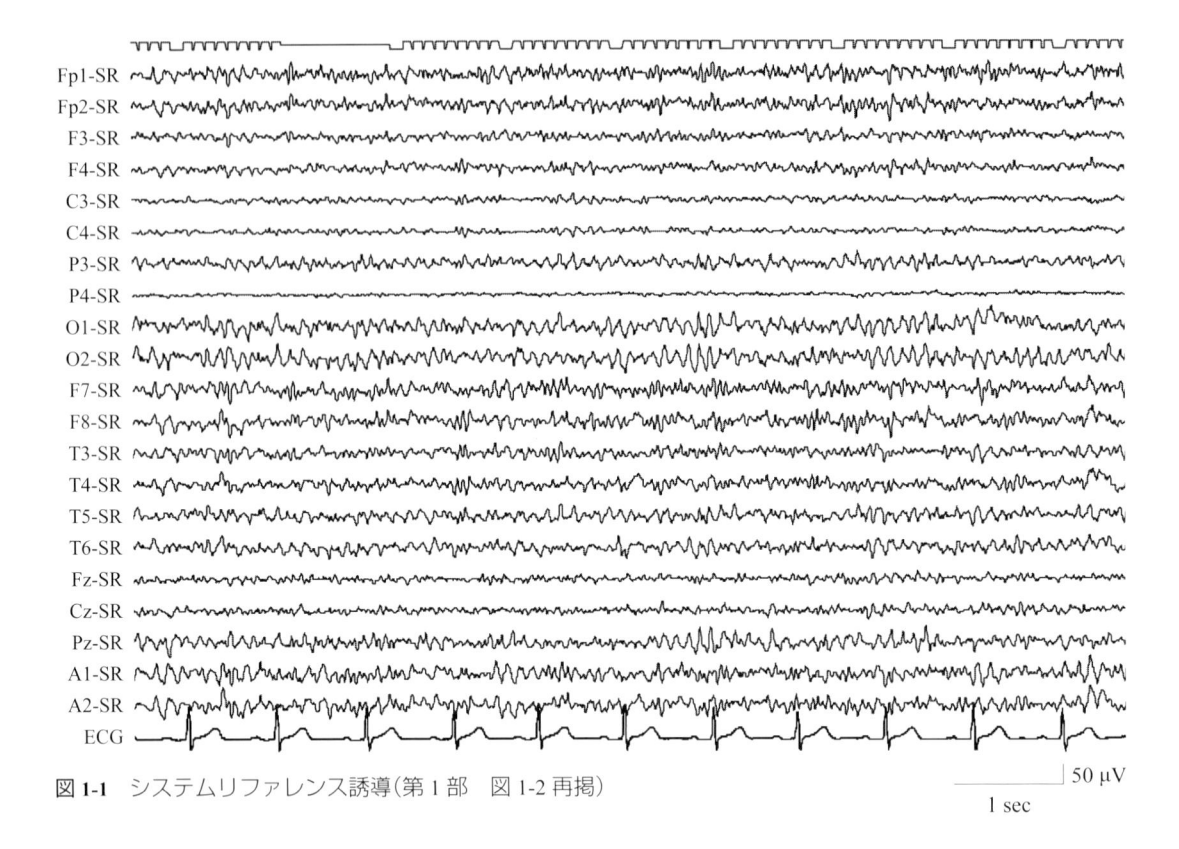

図 1-1　システムリファレンス誘導（第1部　図1-2 再掲）

いと記載されている[2]が，デジタル脳波計では記録設定と同じ最大の高周波フィルタに設定することに相当する．筋電図の雑音が多いためにさらに高周波フィルタを下げると，脳波の速波部分と，筋電図や交流信号などのアーチファクトの鑑別がむずかしくなる．表示感度は成人の場合は 10 μV/mm を標準として，必要に応じて増減する．（▶第1部 1-3. デジタル脳波計のフィルタ構成とフィルタ条件の選択：ベーシック(p.12)，1-4. 記録の最中の注意点：ベーシック 3)低域遮断フィルタ(p.16)，4)高域遮断フィルタ(p.17)，5)表示感度(p.17))．

[場面 5]　患者が脳波検査室に来たら，技師は，患者から直接必要な情報を収集する．

**一般的解説**

検査の際に患者に確認する情報としては，最終食事の時刻，内服薬，特に前夜の睡眠薬内服（ベンゾジアゼピン系薬剤は速波の振幅や出現頻度に影響を与えるため）などがあげられる[1]．なお，その後の電極装着時には，頭蓋骨の欠損や手術創の有無は breach rhythm（ブリーチリズム）の出現や部分的な速波の振幅増高など脳波に影響を与えるため，注意をする．またその旨を検査報告書に記載する必要がある．

[場面 6]　患者に上記の必要事項を聞いたあとに，電極を装着し，インピーダンスチェックを行い，脳波記録を開始する[*3]．

[*3] 文献 2 では，インピーダンス 10 kΩ 以下．デジタル脳波ではデータの二次解析が可能となるにはできれば 5 kΩ 以下が望まれる[2]．

まず矩形波による標準較正波形の記録，ついでシステムリファレンスを基準とした誘導（＝システムリファレンス誘導）で記録を行う（図1-1）．システムリファレンス誘導は，アナログ脳波計での biological calibration（＝記録開始前の矩形波での較正記録後に，すべてのチャンネルに Fp1-O2 等の脳波信号を入力して，生体信号での増幅器の相同性を確認すること）に相当して，実記録のモンタージュで各記録電極レベルでの記録データの欠損が本当にないかを確認する（▶第1部 1-4. 記録の最中の注意点：ベーシック 5)較正記録(p.15))．

**デジタル脳波の解説**

脳波計の矩形波による較正波形は，アナログ

脳波計でもデジタル脳波計でも電極箱以降の段階で機器回路内で生成されているので，電極箱から増幅器までの過程が故障していても較正波形は描ける．システムリファレンスは実データ記録の根本になるため，電極から増幅器までの信号連結と処理過程の故障の有無を調べるために，頭皮上のすべての電極で記録の最初にシステムリファレンス誘導で10秒以上記録を行い，すべての波形が正しく表示されているかを確認する（図1-1）．もし，ある記録電極入力系が断線などして信号がないあるいはその増幅器に異常がある場合は，それぞれシステムリファレンス由来の波形のみあるいは異常な信号が表示される（▶第1部 1-1. 総論：ベーシック(p.4)，アドバンス 図1-1～図1-2(p.5～6)）．

[場面7]　技師は両耳朶基準電極導出（基準電極導出モンタージュ）で記録を開始する．その後開閉眼，質問などの賦活を行い，デジタル脳波計にコメントを適宜入力する．

#### 一般的解説

患者の状況に応じた適切な指示および適切なコメントの入力は，脳波所見と病態をリアルタイムで把握するうえで重要である．また判読医は検査技師のコメントなどを元に，記録中の状態を追体験しながら効率よく判読を進めることができる[3]（▶第1部 1. 記録の手順と注意点：サマリーコメント(p.4)）．

[場面8]　その後，光刺激，過換気などの賦活を終えてしばらくすると，患者は入眠した．入眠後しばらくして，振幅の高い頭蓋頂鋭一過性波が出現した．そのため隣接する誘導の波形が重畳して，個々の波形が判別困難になった．技師は表示感度を10μV/mmから15μV/mmに変更し，隣接する誘導の波形を分離して表示する．

#### 一般的解説

表示感度は成人の場合は10μV/mmを標準とするが，若年者や軽睡眠時など高振幅成分が多い場合には15μV/mmや20μV/mmに表示を変更するなど，常に最も波形を見やすい状態を維持する必要がある（▶第1部 1-4. 記録の最中の注意点：ベーシック5)表示感度(p.17)）．

[場面9]　さらに記録を続けていると，F3，C3，P3に振幅の大きな尖った陽性波が出現する．技師はモンタージュを双極導出に変更したところ，T3に陰性の位相逆転（phase reversal）を示す棘波を認めた．

#### 一般的解説

側頭葉てんかんでは，単極基準導出の際に基準電極となることが多い同側の耳朶電極にも電位が波及し，耳朶の活性化が起こることが多い．双極導出（縦連結・横連結）などにモンタージュを変更することで，側頭部の活動を的確に把握することができる（▶第1部 1-2. 記録時のモンタージュの選択：ベーシック 両耳朶基準電極導出(p.6)，双極導出（縦連結・横連結）(p.7～8)）．このように，基準電極導出法と双極導出法の長所と短所を理解したうえで，両者を適宜組み合わせて記録を行うことが必要である[4]．双極導出法では縦（前後）方向および横（左右）方向の両者の連結双極モンタージュで記録を行う必要があり（▶第1部 1-2. 記録時のモンタージュの選択(p.5)），モンタージュごとに少なくとも2分間程度の連続記録が必要である（▶第1部 1-4. 記録の最中の注意点：ベーシック1)記録時間(p.15)）．

[場面10]　記録時間が30分以上経過したので，技師は患者を起こしてから脳波記録を終了する（▶第1部 1-4. 記録の最中の注意点：ベーシック1)記録時間(p.15)）．検査終了後，記録した脳波データをサーバーなどの電子媒体に保存し（▶第1部 1-4. 記録の最中の注意点：ベーシック1)記録保存(p.17)），検査報告書に必要事項や諸事象を入力する（▶第1部 1-4. 記録の最中の注意点：ベーシック6)被験者の観察(p.17)）．その後，技師は脳波を再生して所見を見直す．質問の際に筋電図の混入を認め，脳波は判読困難であった．技師は高周波フィルタを120 Hzから60 Hzに変更したところ（図1-2），左側頭部の徐波を認めた．

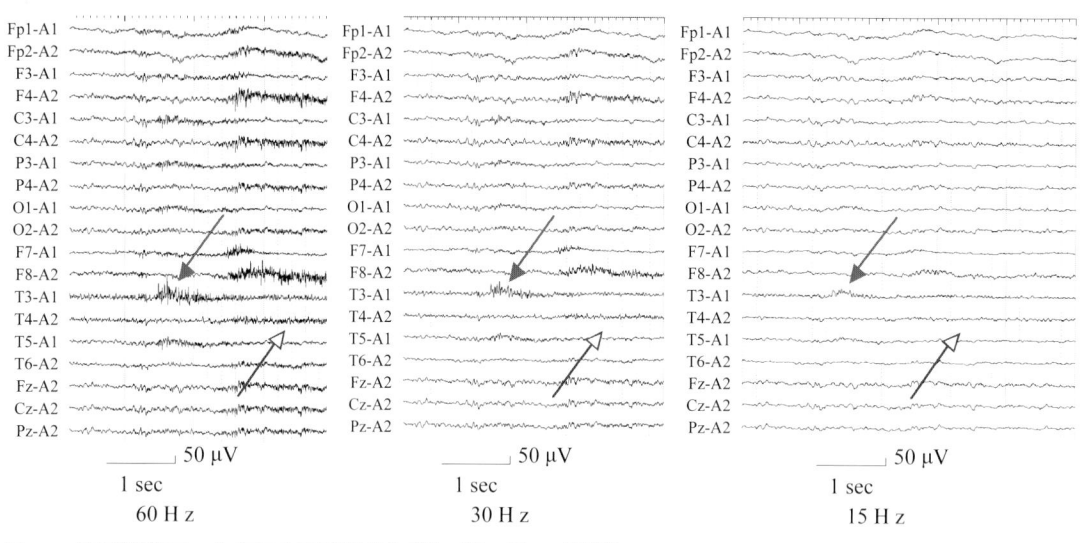

図1-2 高域遮断フィルタによる波形変化（第1部 図1-9再掲）

### デジタル脳波の解説

　デジタル脳波計で記録された脳波は再生時にリフィルタリングが可能であり（▶第1部 1-4. 記録の最中の注意点：ベーシック 2）記録時の表示条件（p.16））、適宜用いるとアーチファクト除去などに有用である．ただし，前述の通り高周波フィルタをさらに下げると，脳波の速波部分と，筋電図や交流信号などのアーチファクトの鑑別が困難になる．リフィルタリングを行う際には，波形が見やすくなる利点と判読を誤らせる欠点の両者を十分考慮する必要がある（図1-2）．

[場面11] 技師が両耳朶基準電極導出で記録した波形を再生した際にT3-T4，A1-A2の双極誘導を追加した．そうすると左側頭部の棘波を認めた（▶第1部 1-2. 記録時のモンタージュの選択：アドバンス 図1-6b(p.9)）．

### デジタル脳波の解説

　モンタージュは単極基準導出と双極導出の変更だけではなく，基準誘導にT3-T4，A1-A2の双極誘導を追加しても，側頭部の異常を検出できることがある．またリモンタージュの際には，全電極（一部の電極を省くこともある）の脳波電位から演算処理した平均値を基準電極として表示する平均電位基準法（average reference：AV）も考慮する．平均電位基準法は耳朶基準電極の活性化の影響を避け，脳波異常の局在を明確に示すことができる点では優れた方法である．しかし，どれか一つの電極にアーチファクトや眼球運動などの大きな活動の混入がある場合，広がりを持った高振幅電位があると，その電位も含んだ平均値が基準になるので，全導出に影響を与える．特に全般性活動には，平均電位基準法はあまり適した方法ではない（▶第1部 1-2. 記録時のモンタージュの選択：アドバンス 平均電位基準法(p.8)）．

〈人見健文，池田昭夫〉

文献
1) 人見健文，池田昭夫：脳波の基礎知識．臨床神経生理学 42：365-370, 2014.
2) 日本臨床神経生理学会 臨床脳波検査基準改訂委員会（石山陽事，池田昭夫，小林勝弘，末永和榮，飛松省三，中村文裕，中村政俊，野沢胤美，平賀旗夫，松浦雅人，真柳佳昭）：改訂臨床脳波検査基準 2002．臨床神経生理学 31：221-242, 2003.
3) 柳澤信夫，柴崎浩：臨床神経生理学．医学書院．東京，15-37, 2008.
4) 飛松省三：脳波の導出法．日本臨床神経生理学会認定委員会（編）．モノグラフ 臨床脳波を基礎から学ぶ人のために：33-42, 2008.

# 2 判読モンタージュ

> **サマリーコメント**
>
> モンタージュとは，脳波記録を一画面に配列する組み合わせのことである．学会が推奨する標準モンタージュがあるが，各施設独自のモンタージュを使用してもよい．
>
> モンタージュの選択については，▶第1部 1-2. 記録時のモンタージュの選択(p.5)，2-2. モンタージュの選択(p.23)，2-3. フィルタ条件の選択(p.25)を参照されたい．ここでは実際の脳波判読にあたって，モンタージュの選択が有用な場面を解説する．

## 事例1：脳波記録に心電図アーチファクトが混入する例

### 一般的解説

脳波記録に心電図アーチファクトが混入すると棘波や鋭波の見誤りや見逃しが生じやすくなる．脳波全誘導に心電図アーチファクトが混入しやすい人は，肥満などで体表面積が大きく首周りが太い人，あるいは首と体幹が近く全身に対して心臓容積が大きい乳幼児などである．心起電力が大きい人や心肥大，特に左室肥大の人も心電図アーチファクトが混入しやすい．特定部位に限局して心電図アーチファクトが出現する場合はその部位の電極接触インピーダンスが大きいと考えられ，電極をつけ直す必要がある．

心臓に近い耳朶電極は心電図アーチファクトが混入しやすく，耳朶を基準とした導出法では全誘導あるいは半球性に心電図アーチファクトが目立って混入する．耳朶を基準としない平均電位基準法や電源導出法を用いるか，双極導出法で記録すると心電図アーチファクトの混入が軽減できる．

### デジタル脳波の解説

デジタル脳波計にはECGフィルタが装備されている機種がある．これは心電図が混入している脳波から演算処理で心電図を除去するフィルタである．心電図のR波をトリガーにして数拍のR波を加算平均し，脳波波形から加算平均した心電図波形を差し引く．通常はECGフィルタをONにして5拍目ころからR波が消失する．しかし，不整脈や体動などによるドリフトがあるとR波が残存することがある．

### 事例（図2-1）の解説

いわゆる単極導出法，すなわち同側の耳朶電極を基準とする導出法（図2-1a）では，心電図に同期してR波の混入が目立つ．平均電位基準法（図2-1b）では，耳朶電極を基準としないので心電図の混入は減少する．両耳朶平均電位基準法（図2-1c）でも心電図の混入が減少するが，これは左右耳朶に波及するR波の平均電位を基準とすることにより，頭皮上に波及したR波の電位との差分が減るためである．左耳朶電極基準法（図2-1d）では全誘導に大きなR波が混入し，右耳朶電極基準法（図2-1e）では小さなR波が混入する．

通常は心臓の電気軸が30°ほど左軸に偏位しているので，心電図アーチファクトのR波は左耳朶に小さく，右耳朶に大きく波及する（図2-2）．したがって，頭皮上に波及したR波との差し引きで，左側半球では上向きのR波が，右側

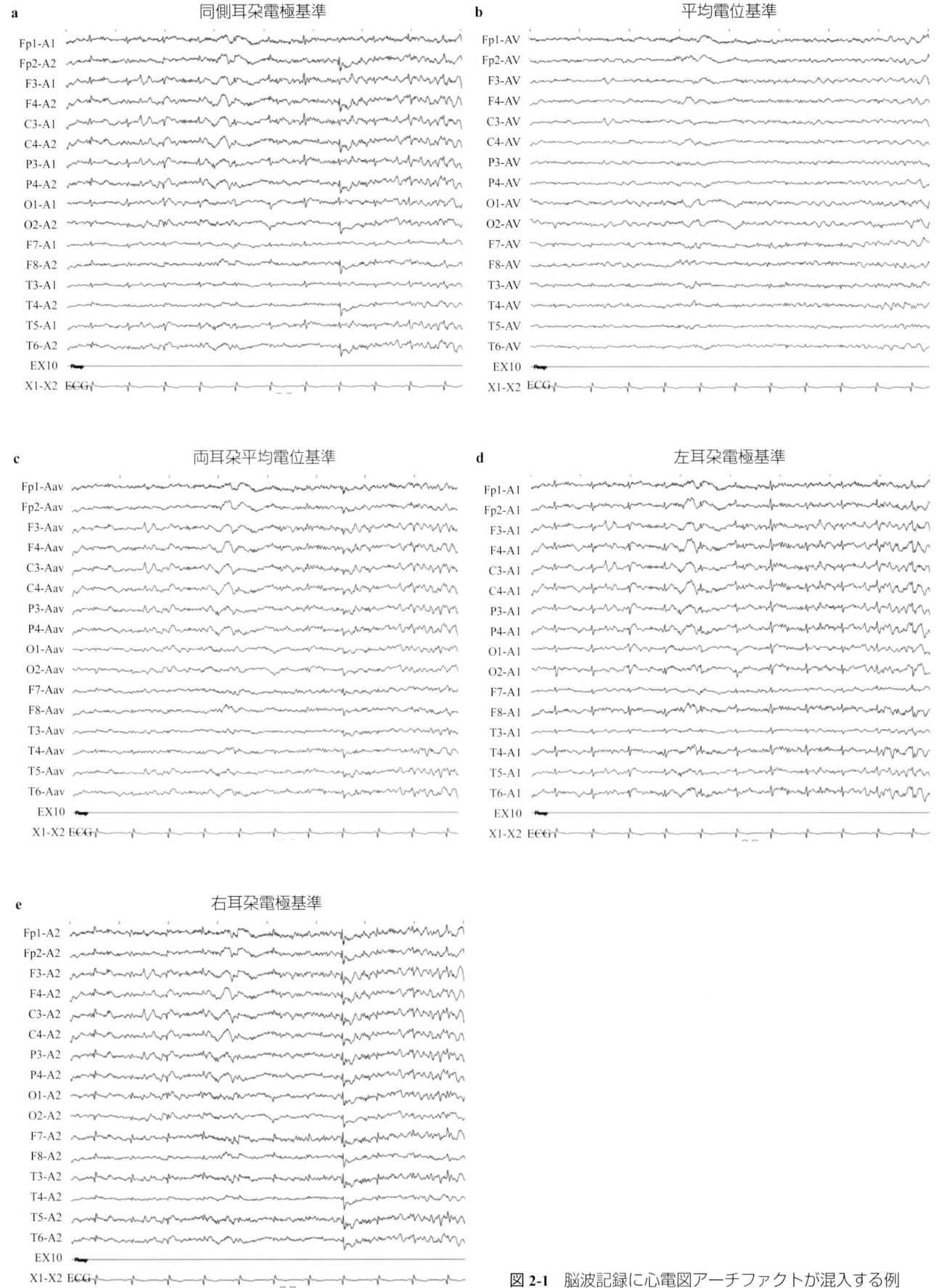

図 2-1 脳波記録に心電図アーチファクトが混入する例

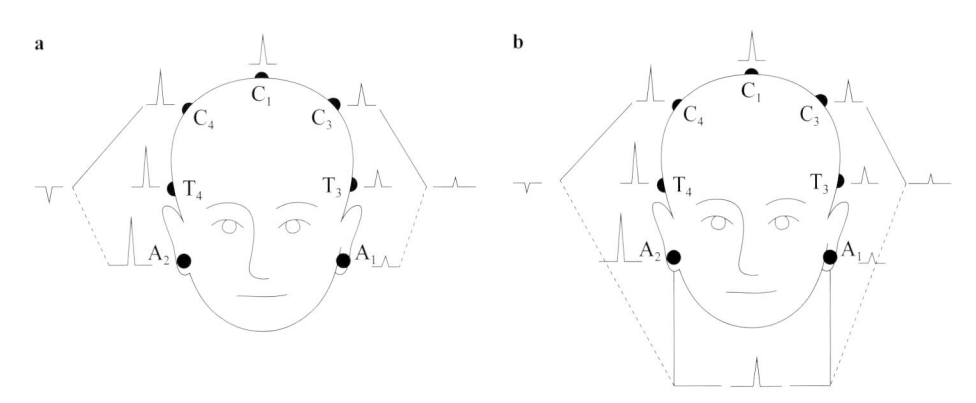

**図 2-2　心電図アーチファクトの頭皮上分布**
a：同側耳朶電極を基準にした導出法では，耳朶電極と頭皮上電極に波及した電位との差し引きで，左半球では下向きに，右半球では上向きに混入する．
b：左右耳朶に波及する心電図アーチファクトの電位を平均してこれを基準とすれば，頭皮上電極に波及した電位との差分が小さくなるため，心電図アーチファクトは目立たなくなる．
（文献1より改変）

半球では下向きのR波が混入する．特に，左軸偏位が目立つ水平位であればその傾向が顕著となる．左右耳朶電極に波及したR波の平均電位を基準にすれば（アナログ脳波計では左右耳朶連結に相当する），頭皮上に波及したR波の電位との差分が小さくなるので心電図アーチファクトを軽減することができる[1]．

# 事例2：側頭部に徐波が出現する例

### 一般的解説

#### 1) 耳朶（電極）の活性化

側頭部に出現する脳波波形の電位が耳朶に波及する現象を耳朶（電極）の活性化という．耳朶電極を基準とする導出法では，この電位が脳波波形に影響するため，誤判読の原因となる．側頭部に出現する様々な脳波波形で耳朶（電極）の活性化が生じるが，特に側頭部鋭波(temporal sharp wave)・棘波(spike)は鋭い波形の大きな陰性電位が耳朶に波及するためその影響が大きい．すなわち，側頭部に出現する鋭波・棘波は耳朶に波及した陰性電位に相殺されてみえなくなり，鋭波・棘波が出現していないその他の脳部位では耳朶電極に波及した陰性電位との差し引きで，陽性に鋭い波形の波が出現することになる．この誤判読は臨床への影響が大きいため，本文中に繰り返し（▶第1部 1-2. 記録時のモンタージュの選択：図1-3～図1-5(p.7～8)，2-1. 総論：図2-3(p.21)，2-2. モンタージュの選択：図2-8(p.27)）説明されている．耳朶基準以外の基準導出法（平均電位基準法や電源導出法）や双極導出法ではこのような現象は生じない．

#### 2) 高齢者の場合

高齢者では側頭部脳波に様々な生理的波形（ウィケット棘波(wicket spike)，κ(カッパ)律動(kappa rhythm)，側頭部徐波など）が出現し，いずれも耳朶電極を活性化する[2]．ウィケット棘波は高齢者脳波の側頭部に出現する6～11 Hzのアーチ形の生理的な律動波である．左右差をもって出現する場合は左側優位のことが多い．短い群発として出現する場合はてんかん性鋭波・棘波と誤られることがある．てんかん性側頭部鋭波・棘波は，導出部位の脳波背景活動が徐波化していることが多く，その背景活動から際立った鋭い波形が突発し，徐波を伴って棘徐波複合の波形を呈することが少なくない．一方，ウィケット棘波は背景活動の徐波化を伴わず，鋭い波形は前後の脳波波形と連続性をもつ．ウィケット棘波も耳朶電極に鋭い波形の陰性電位が波及するため，側頭部鋭波・棘波と同様の問題が生じる（▶第1部 1-2. 記録時のモンタージュの選択：図1-6a～f(p.9～11)）．

#### 3) κ波（κ律動）

κ波(kappa wave)あるいはκ律動は，高齢者の側頭部に出現するα帯域(8～13 Hz)を主体と

表 2-1　高齢者の多くに出現し，耳朶を活性化することのある側頭部脳波波形

| 名称 | 周波数と波形 | 出現部位 | 覚醒と睡眠 | 臨床的意義 |
| --- | --- | --- | --- | --- |
| ウィケット棘波 | 6～11 Hz のアーチ形律動波 | 中側頭部優勢，左右差あり（左側優位が多い，ときに左右交代性に出現） | 覚醒時にもみられるが，入眠期と軽睡眠期にめだつ | 加齢と関連する生理的波形（背景活動は正常） |
| κ波，κ律動 | 7～13 Hz 律動波（7～9 Hz が多い） | 中側頭部優勢，左右側頭部で位相逆転（PSG で記録されやすい） | 覚醒時に出現，入眠期にも残存する | 加齢と関連する生理的波形聴覚機能と関連？ |
| 側頭部徐波 | 散発性 θ 波あるいは δ 波 | 中側頭部優勢，左右差あり（多くは左側優勢，ときに右側優性あるいは両側性） | 覚醒時にもみられるが，入眠期にめだつ | 側頭部の軽微な機能変化？頭部 MRI の白質高信号と関連？ |
| BORTT | 6～7 Hz θ 波の群発 | 中側頭部優勢，左右差あり | 覚醒時にもみられるが，入眠期には鋭い波形を伴う | 側頭部の軽微な機能変化？κ波やウィケット棘波と共通する生理的波形？ |
| TMSSA | 比較的高振幅の 2～7 Hz 徐波に，8～14 hz の鋭い波形を混じる | 中側頭部優勢，左右差あり | 覚醒時と入眠期にみられる | 側頭部の軽微な機能変化（脳血管障害？，海馬虚血？）ウィケット棘波・κ波・側頭部徐波の混合波形？ |

する生理的な律動波である．8～9 Hz の遅い帯域の α 波と 7 Hz θ 波からなる 7～9 Hz 律動のことが多く，左右差を示すことも少なくない．後頭部 α 律動と中心部 μ 律動について 3 番目の α 帯域の律動波であり，第三律動(the third rhythm)[3]ともよばれる．後頭部 α 律動は視覚機能，中心部 μ 律動は知覚運動機能と関連し，κ 律動は聴覚機能と関連すると推定されるが，様々な外部刺激を与えても κ 律動は抑制されない．κ 律動は左右の側頭部で位相が逆転するのが特徴で，同側耳朶電極を基準に用いた通常の単極導出法では見逃されやすいが，T3-T4（あるいは A1-A2）の双極導出を追加すると検出が容易となる．終夜睡眠ポリグラフ検査(polysomnography：PSG)では，対側耳朶を基準電極として脳波を導出するので κ 律動が記録されやすい．κ 律動は入眠期にも残存するため，高齢者の PSG では入眠しても α 律動が残存していると誤られ，入眠時期が誤判読されやすい．κ 律動は参考資料（▶第 1 部 4-2．参考資料：図 4-1～図 4-3(p.45～46)）に詳しく述べられている．

### デジタル脳波の解説

　健常高齢者においても側頭部に θ 波あるいは δ 波が散発性に出現することがあり，高齢者の側頭部徐波(temporal slow waves of the elderly：TSE)とよばれる．中側頭部に優勢で，3/4 が左側側頭部優勢で，ときに右側優性あるいは両側性に出現する．側頭葉の軽微な機能障害が示唆され，頭部 MRI 検査の白質高信号と関連するとの指摘もあるが，これを否定する報告も多い．また，片側側頭部に 6～7 Hz の θ 律動が群発する波形は BORTT(burst of rhythmic/rhythmical temporal theta)とよばれることがある．生理的な κ 律動の θ 帯域亜形なのか，片側側頭部の軽微な機能変化を反映する所見なのか，いまだ議論がある．さらに，比較的高振幅の 2～7 Hz の側頭部徐波に，8～14 hz の鋭い波形の波を混じる律動波形は TMSSA(temporal minor slow and sharp activity)とよばれることがある．脳血管障害特に海馬虚血を反映する所見との議論があるが，脳画像検査では確認されていない．κ 律動，ウィケット棘波，側頭部徐波には移行形があると考えられ，高齢者の側頭部に出現する各種波形を表 2-1 にまとめた．

### 事例(図 2-3)の解説

　通常の同側耳朶電極基準法(図 2-3a)では，前・中側頭部を除き広汎性に徐波群発が出現しているようにみえる．平均電位基準法(図 2-3b)

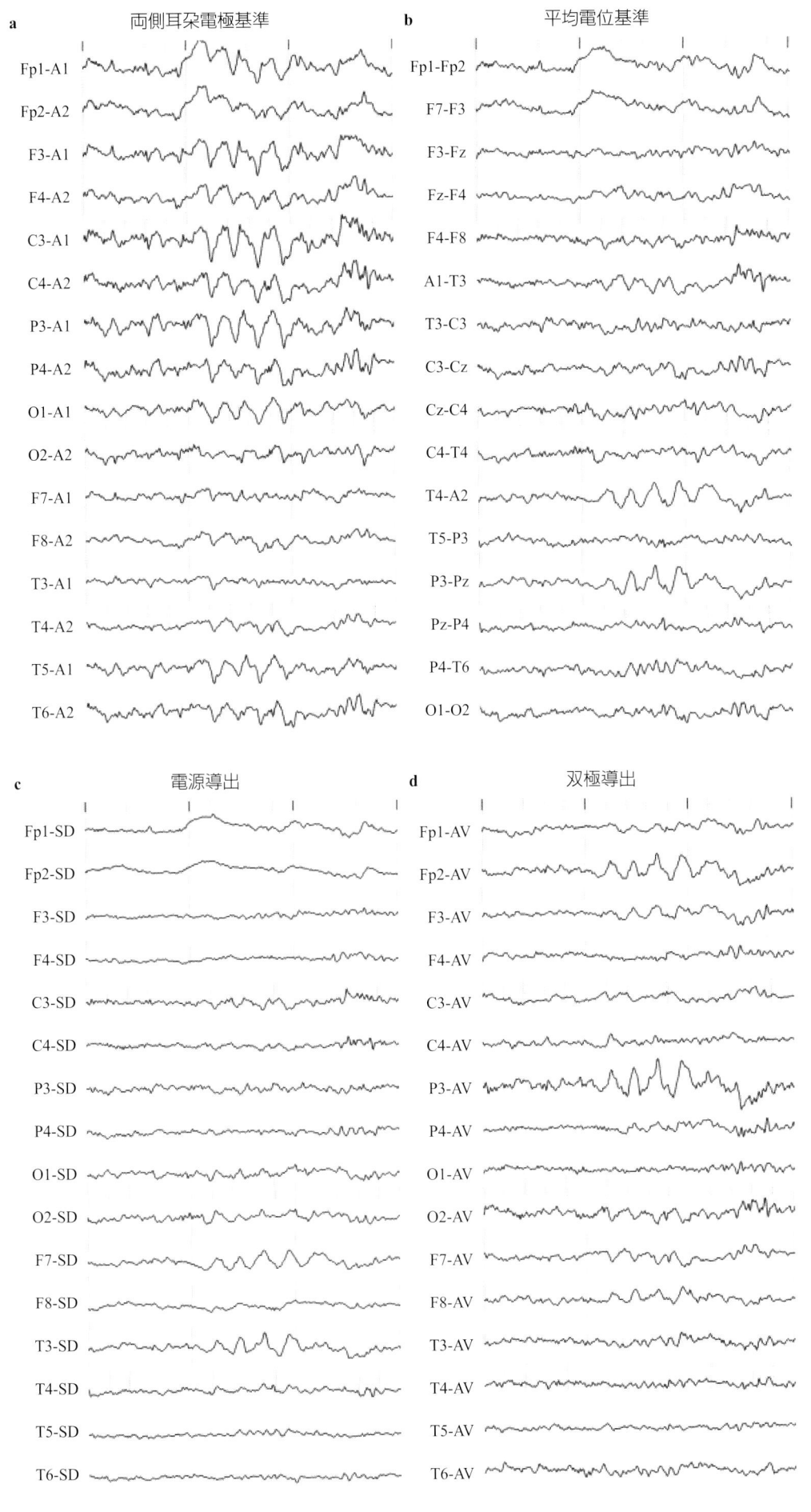

図 2-3 側頭部に徐波が出現する例

a 両側耳朶電極基準
b 平均電位基準
c 電源導出
d 双極導出

にすると左側半球の前側頭部(F7-AV)と中側頭部(T3-AV)に徐波群発が出現し，電源導出法(図 2-3c)でも左側前側頭部(F7-SD)と中側頭部(T3-SD)に徐波群発が出現している．双極導出法(図 2-3d)では左側前側頭部(F7-F3)と中側頭部(T3-C3)に徐波群発が出現する．すなわち，耳朶を基準としない導出法では左側前・中側頭部に徐波群発がみられ，局在性異常所見である．この電位が耳朶電極に波及し，耳朶電極を基準とした単極導出法ではあたかも広汎性異常のようにみえることがある．側頭部に高振幅徐波が出現すると耳朶電極の活性化させ，耳朶電極基準では広汎性異常にみえ，局在性所見を見逃すことがある．

〈松浦雅人〉

## 文献

1) 末永和榮，松浦雅人：デジタル臨床脳波学．医歯薬出版，東京，70，2011．
2) 松浦雅人：高齢者脳波の読み方(1〜6)．臨床脳波 45：2003．
3) Niedermeuer E, Lopes da Silva F(eds)：Electroencephalography：Basic Principles, Clinical Applications, and Related Fields. 4th ed, Urban & Schwarzenberg, Baltimore, 1999.

# 3 判読フィルタ

> **サマリーコメント**
>
> 本項では，判読フィルタの実際の使用，注意点などについて実例を紹介しながら説明する．判読時のフィルタの変更（リフィルタリング）をおもにとりあげ，周波数フィルタの呼称については，指針に合わせて高域遮断フィルタ（＝低域通過フィルタ，高周波フィルタ），低域遮断フィルタ（＝高域通過フィルタ，低周波フィルタ）を用いた．低域遮断周波数については，時定数を併記した．

## 事例1：較正波形におけるフィルタ効果の確認

[場面1]

　脳波を記録・判読する前に，フィルタの条件（高域遮断フィルタおよび低域遮断フィルタの遮断周波数，交流除去フィルタの on/off）を確認する．記録の冒頭部分には較正波形が記録されており，フィルタ（特に低域遮断フィルタ）が適切にかかっているか確認できる．低域遮断フィルタ 0.016 Hz（時定数 10 秒）で表示した標準較正波形（図 3-1a）は矩形波に近く，0.53 Hz（時定数 0.3 秒）では基線に戻る時間が短くなっている（図 3-1b）．

**デジタル脳波の解説**

　脳波記録の前後，条件変更時に較正記録を行う．各チャネルにおいて表示された信号が均一であることを確かめる必要があり，フィルタが適切にかかっていることも確認できる（▶第1部 1-1. 総論：ベーシック(p.4)，1-4. 記録の最中の注意点：ベーシック5）較正記録(p.15)）．フィルタの遮断周波数に応じて較正記録の波形が変わり，矩形波を用いた較正記録では低域遮断フィルタの効果が確認しやすい（時定数(T)は電位が約37%に減衰するまでにかかる時間である．低域遮断周波数(F)との関係とは，$F \times T = 1/2\pi (\fallingdotseq 0.16)$）．

## 事例2：低域遮断フィルタによるアーチファクトの変化

[場面2]

　65歳，女性．意識障害がありICUで脳波を記録した．低域遮断フィルタ 0.53 Hz（時定数 0.3 秒）で表示していると，頭部後方の電極に緩徐な基線の動揺を認めた（図 3-2a）．0.16 Hz（時定数 1 秒）に変更するとさらに高振幅となり，分布が限局している一方で，隣接した電極における振幅の減衰が顕著であり，この低周波活動がアーチファクトであると判断した（図 3-2b）．たとえば，O2，T6，T4 は隣接しているにもかかわらず，後方から順に振幅が急激に小さくなっており，T4 では基線の動揺を認めない．そこで，低域遮断フィルタを 1.6 Hz（時定数 0.1 秒）に変更することにより基線の動揺が抑えられ判読しやすくなった（図 3-2c）．

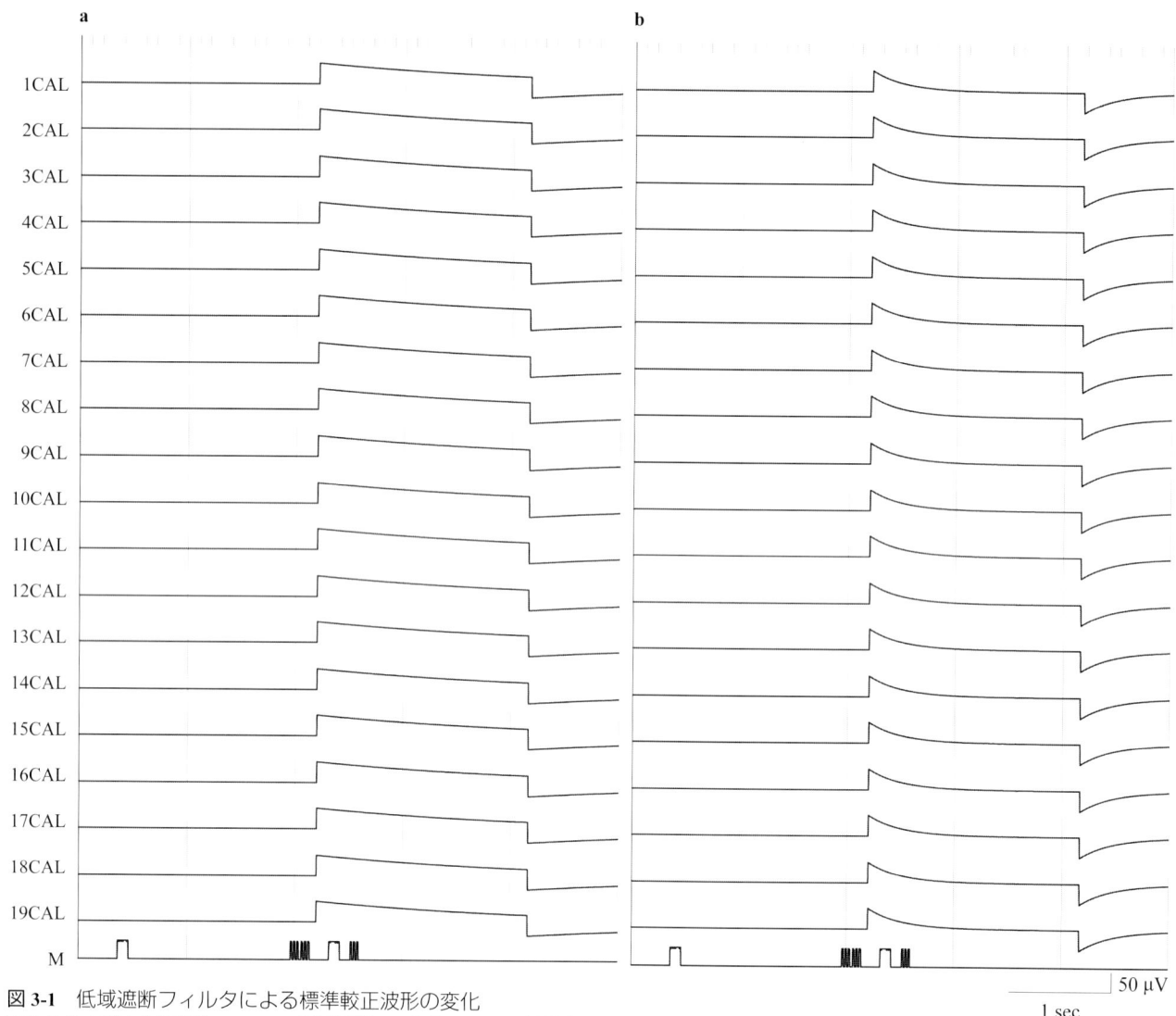

**図 3-1** 低域遮断フィルタによる標準較正波形の変化
記録条件：標本化周波数 1000 Hz，高域遮断フィルタ 120 Hz，低域遮断フィルタ 0.016 Hz（時定数 10 秒）．
表示条件：高域遮断フィルタ 120 Hz，低域遮断フィルタ 0.016 Hz（10 秒）(a), 0.53 Hz（0.3 秒）(b)．

### 一般的解説

　発汗による皮膚抵抗の変化や呼吸運動などが，低周波数のアーチファクトとして記録されることがある．発汗がある場合には，室温を下げる，汗をとって電極をつけ直すことなどの対策をとる．呼吸運動によるアーチファクトは後頭部に出現しやすく，呼吸に同期した比較的規則的な基線の動揺として観察されることがある．記録中であれば患者を実際に見て（判読時は，利用可能であればビデオを確認），低周波数の電位と呼吸が同期していることを確かめる．呼吸に伴うアーチファクトがある場合は，枕の位置をずらすか，リード線を胸部におかないようにする．

### デジタル脳波の解説

　脳波表示の低域遮断フィルタ設定として，0.5 Hz（時定数 0.3 秒）が推奨されているが，低周波数のアーチファクトが混入して判読が困難となる場合がある．低域遮断フィルタを高く（＝時定数を短く）設定することで判読が容易となるが，一方で徐波の振幅も小さくなり見落とす可能性がある．適宜，フィルタ設定を変更しながら，低周波の脳波がないかを確認しつつ判読を進める必要がある（▶第 1 部 1-3．デジタル脳波計のフィルタ構成とフィルタ条件の選択：ベーシック(p.12)，2-3．フィルタ条件の選択(p.25)）．

a　　　　　　　　　　b　　　　　　　　　　c

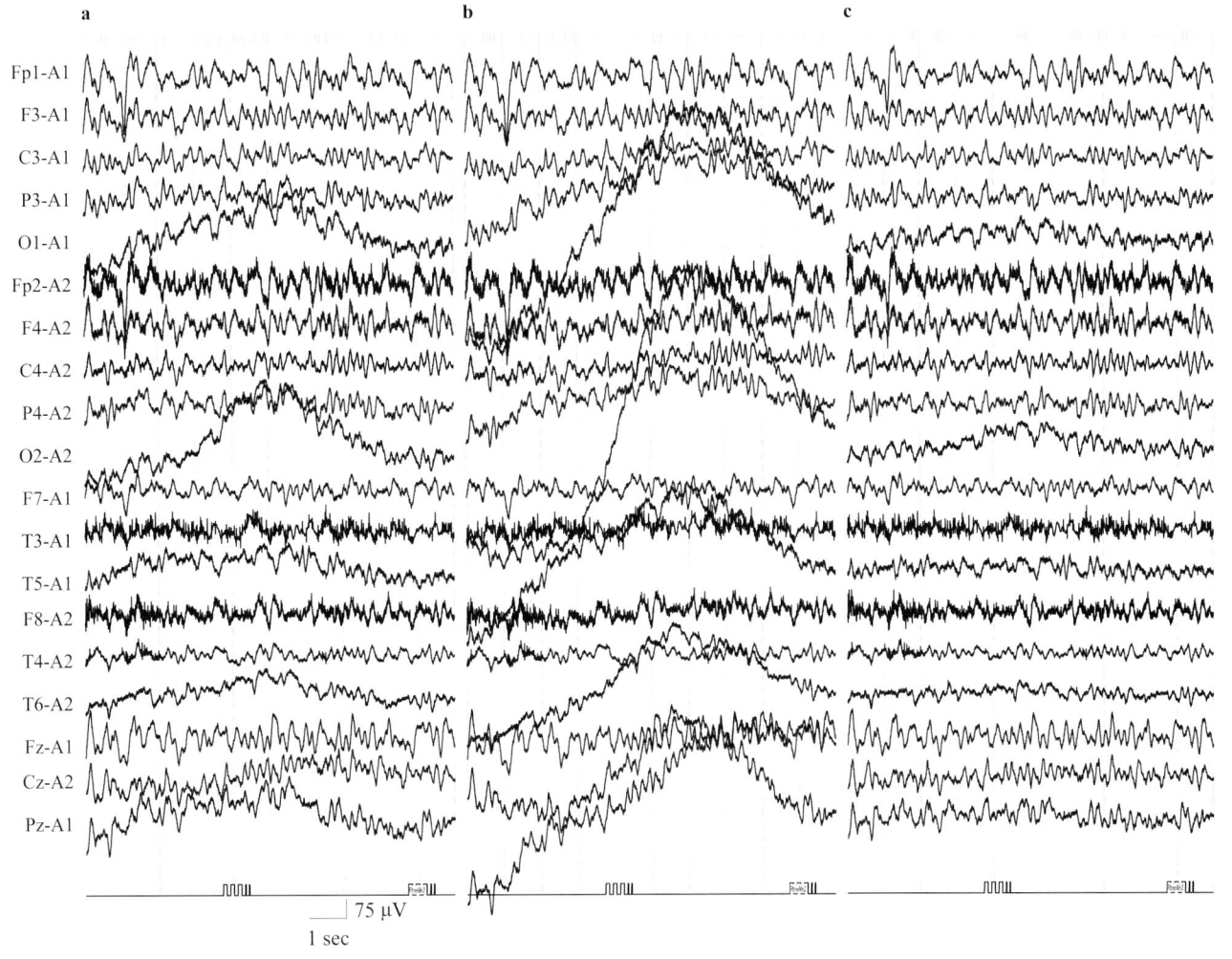

```
Fp1-A1
F3-A1
C3-A1
P3-A1
O1-A1
Fp2-A2
F4-A2
C4-A2
P4-A2
O2-A2
F7-A1
T3-A1
T5-A1
F8-A2
T4-A2
T6-A2
Fz-A1
Cz-A2
Pz-A1
```

┘75 μV
1 sec

**図 3-2** 時定数による低周波数アーチファクトの波形変化
記録条件：標本化周波数 500 Hz，高域遮断フィルタ 120 Hz，低域遮断フィルタ 0.08 Hz（時定数 2 秒）．
表示条件：高域遮断フィルタ 120 Hz，低域遮断フィルタ 0.53 Hz（0.3 秒）(a)，0.16 Hz（1 秒）(b)，1.6 Hz（0.1 秒）(c)．

[場面 3]

　21 歳，男性．てんかんの経過観察目的でルーチン脳波を記録した．発汗・体動などによる低周波のアーチファクトがあり，低域遮断フィルタ 1.6 Hz（時定数 0.1 秒）で表示していると（図 3-3a），後頭部優位律動の連続性が不良で全般性の徐波が混在していることが観察された．眠気による生理的な変化であるか，覚醒時の非特異的なびまん性脳症を示唆するのか判断する必要がある．低域遮断フィルタを 0.53 Hz（時定数 0.3 秒），に変更すると緩徐な水平性眼球運動を認め傾眠期の脳波であることが示唆された（図 3-3b）．同一脳波の別の部分では 11〜12 Hz の正常な後頭部優位律動が観察された．

**一般的解説**

　覚醒時，REM 期に認められる急速な眼球運動に対し，傾眠期には緩徐な水平性の眼球運動（rolling eye movement あるいは roving eye movement）を認めることが多い．眼球は，角膜が陽性，網膜が陰性に帯電しており，眼球が近づく電極は陽性の電位を，遠ざかる電極は陰性の電位を示す．つまり，脳波で F7，F8 に同期した逆の極性をもつ電位を認めた場合は，水平性の眼球運動を示唆する．低域遮断フィルタを高く設定すると，傾眠期と判定する手がかりとなる rolling eye movement をみつけにくくなり注意を要する．

3　判読フィルタ

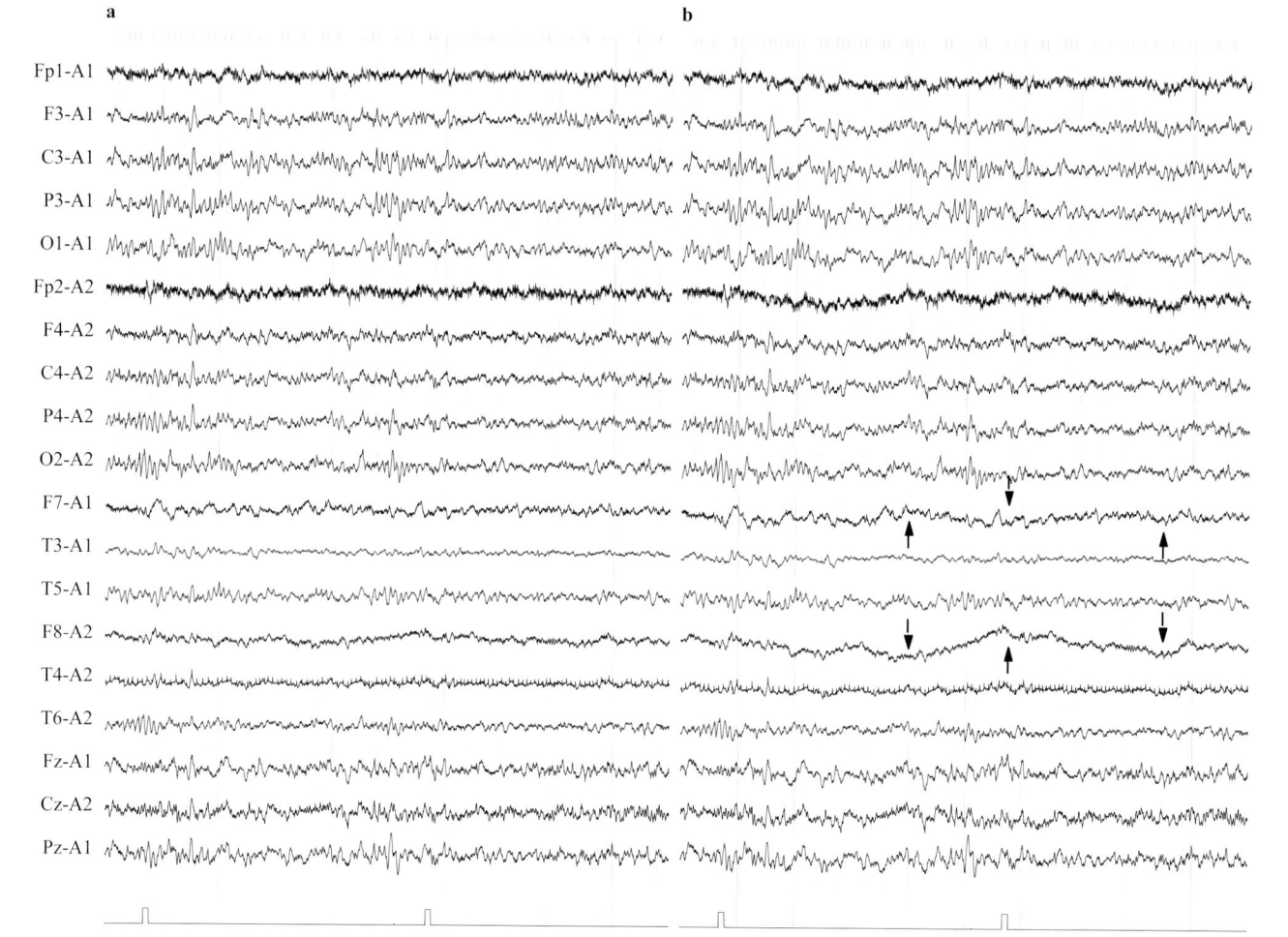

図 3-3　傾眠期の rolling eye movement
記録条件：標本化周波数 500 Hz，高域遮断フィルタ 120 Hz，低域遮断フィルタ 0.08 Hz（時定数 2 秒）．
表示条件：高域遮断フィルタ 120 Hz，低域遮断フィルタ 1.6 Hz（0.1 秒）（a），0.53 Hz（0.3 秒）（b）．
時定数 0.3 秒で表示すると，F7，F8 に同期した逆位相の低周波活動（rolling eye movement を示唆）を認める（b：矢印）．

## 事例 3：発作時脳波におけるアーチファクトの除去

[場面 4]

　21 歳，男性．てんかんの精査目的で長時間ビデオ脳波計測中にてんかん発作が記録された．基準電極は耳朶ではなく，側頭骨乳様突起上の皮膚に貼付した．ビデオで動作停止，無応答になり，左への偏向発作，2 次性全般強直間代発作が後続する発作を確認した．脳波では発作開始時点付近から，右優位の両側前頭部に律動性活動が認められた（図 3-4）．筋電図が多く混入し，基線の動揺もみられたため，低域遮断フィルタを 0.53 Hz（時定数 0.3 秒）から 1.6 Hz（0.1 秒），高域遮断フィルタを 120 Hz から 15 Hz に変更したところ，発作パターンの同定が容易になった（図 3-5）．

**一般的解説**

　てんかん発作時の脳波には，筋電図，体動などにより低周波数および高周波数のアーチファクトがしばしば混入する．そのため，高域遮断フィルタを下げ，低域遮断フィルタを高く（時定数を短く）することで判読が容易になることが多い．ただし，高周波数および低周波数の脳波変化を見落としたり，アーチファクトを脳波であると誤認するおそれがあるため，フィルタ変更前の脳波でまずは判読することが基本である．基準電極を含めた限局した範囲に筋電図の混入がある場合，双極誘導など他のモンタージュへの変更によって，周波数フィルタをかけずに判読可能となることがある．

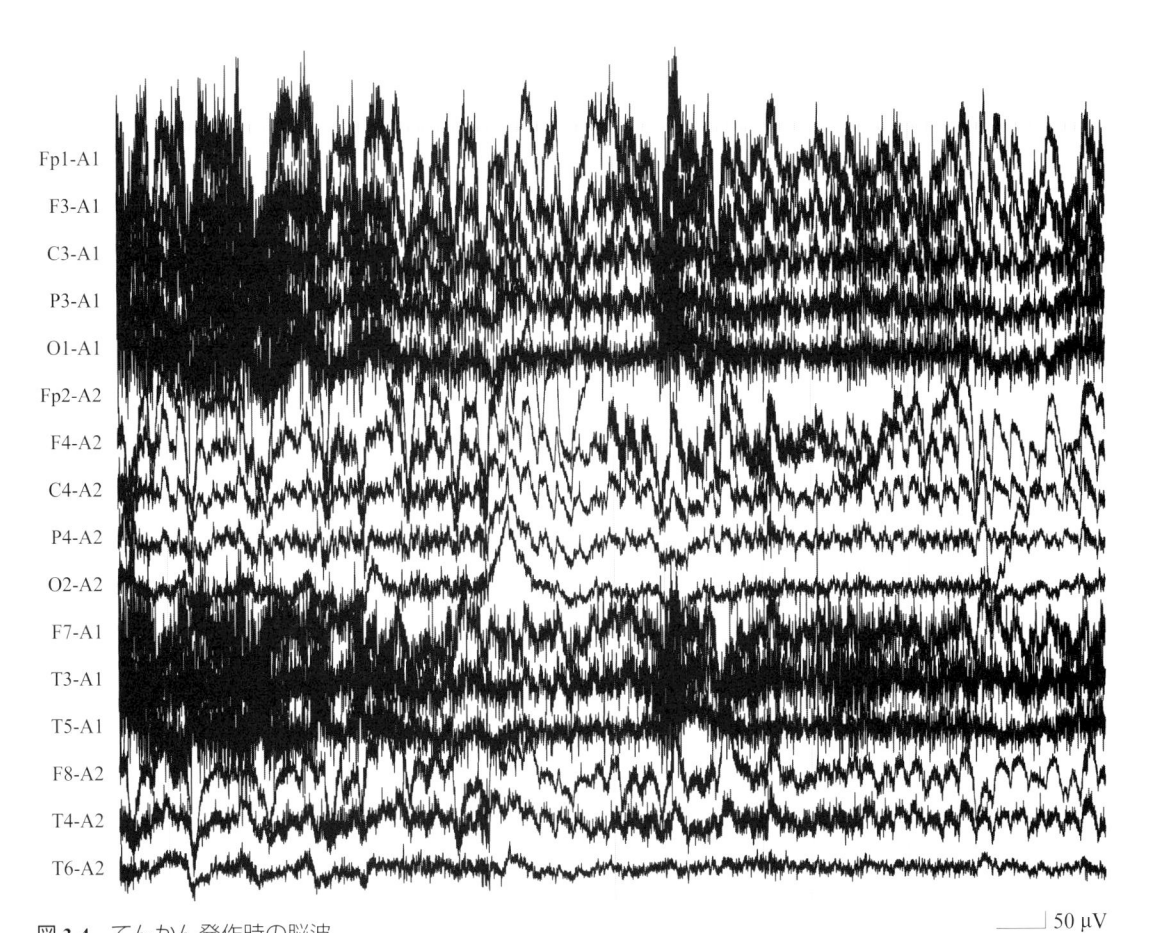

**図 3-4** てんかん発作時の脳波
記録条件：標本化周波数 1000 Hz，高域遮断フィルタ 300 Hz，低域遮断フィルタ 0.016 Hz（時定数 10 秒）．
表示条件：高域遮断フィルタ 300 Hz，低域遮断フィルタ 0.53 Hz（0.3 秒）．

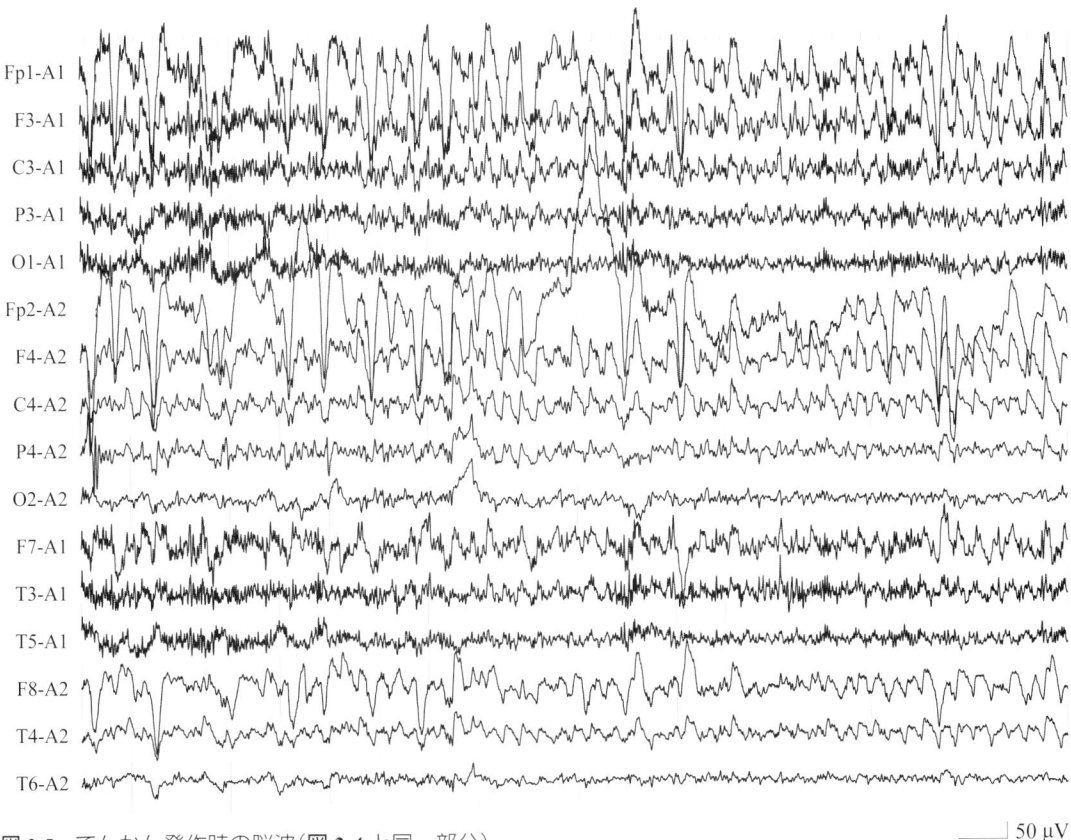

**図 3-5** てんかん発作時の脳波（**図 3-4** と同一部分）
記録条件：標本化周波数 1000 Hz，高域遮断フィルタ 300 Hz，低域遮断フィルタ 0.016 Hz（時定数 10 秒）．
表示条件：高域遮断フィルタ 15 Hz，低域遮断フィルタ 1.6 Hz（0.1 秒）．

3 判読フィルタ

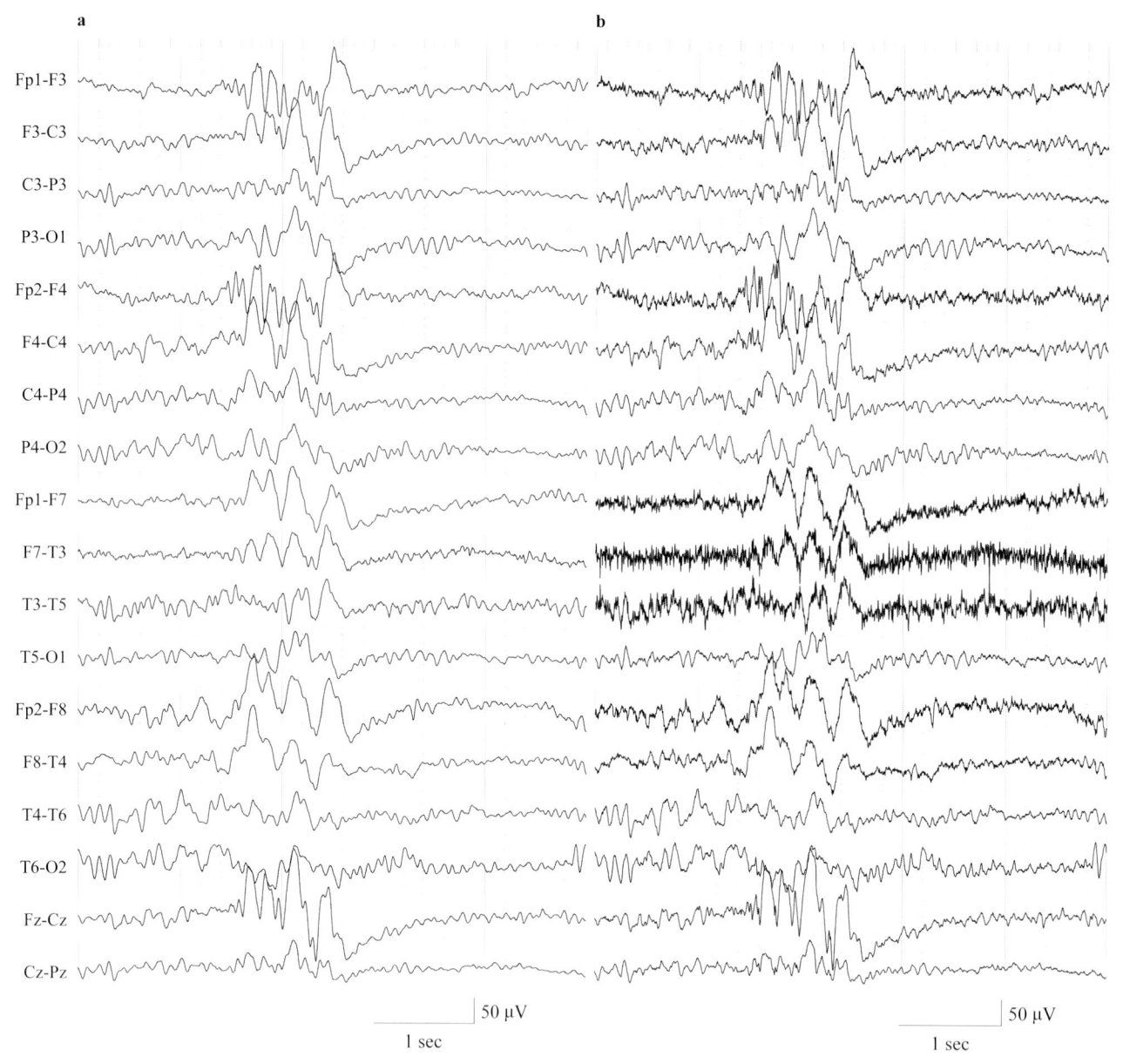

図 3-6　高域遮断フィルタによる棘波の変化
記録条件：標本化周波数 500 Hz，高域遮断フィルタ 120 Hz，低域遮断フィルタ 0.08 Hz（時定数 2 秒）．
表示条件：低域遮断フィルタ 0.53 Hz（0.3 秒），高域遮断フィルタ 15 Hz（a），120 Hz（b）．

| デジタル脳波の解説 |
| --- |

　脳波表示の高域遮断フィルタ設定として，60 Hz あるいは 120 Hz が推奨されている．高域遮断フィルタの上限は，標本化周波数の 1/5～1/3 程度に自動で決定される機種が多く，たとえば標本化周波数が 1000 Hz，500 Hz，200 Hz であれば，それぞれ 300 Hz，120 Hz，60 Hz などとなる（▶第 1 部 1-3．デジタル脳波計のフィルタ構成とフィルタ条件の選択：ベーシック（p.12），2-3．フィルタ条件の選択（p.25））．

## 事例 4：高域遮断フィルタによる棘波・アーチファクトの変化

[場面 5]
　20 歳，女性．てんかんの経過観察目的でルーチン脳波を記録した．高域遮断フィルタを 15 Hz として表示していると律動性徐波を両側前頭部に認めた．やや尖った波形が含まれていたため，高域遮断フィルタ 120 Hz に変更すると棘波であることがわかった（図 3-6）．

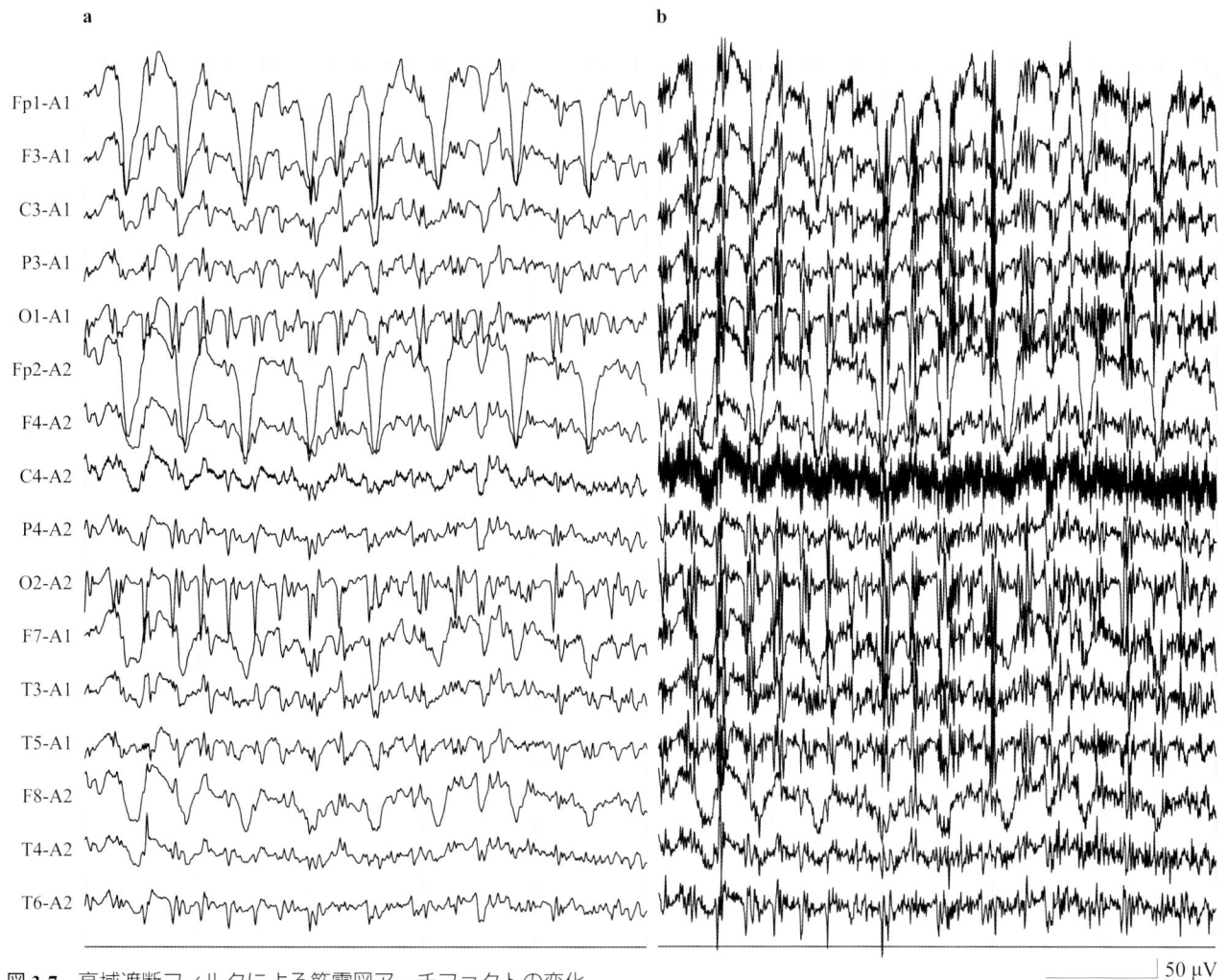

**図 3-7** 高域遮断フィルタによる筋電図アーチファクトの変化
記録条件：標本化周波数 500 Hz，高域遮断フィルタ 120 Hz，低域遮断フィルタ 0.08 Hz（時定数 2 秒）．
表示条件：低域遮断フィルタ 0.53 Hz（0.3 秒），高域遮断フィルタ 15 Hz（a），60 Hz（b）．

[場面 6]

　67 歳，女性．てんかんの精査目的で長時間ビデオ脳波記録を行った．筋電図アーチファクトが多かったため，高域遮断フィルタを 15 Hz に下げて表示して観察していたところ両側の頭部後方領域に棘徐波様の活動（図 3-7a）を認めた．高域遮断フィルタを 60 Hz に変更することで，最終的に筋電図のアーチファクトであると判断することができた（図 3-7b）．

**デジタル脳波の解説**

　高域遮断フィルタの遮断周波数を低く設定すると，棘波を見落としたり，筋電図などの高周波数のアーチファクトを速波，棘波と誤解することがあるため，安易に使用しない．

## 事例 5：交流雑音の除去

[場面 7]

　35 歳，女性．てんかんで通院中，てんかん重積状態となり緊急入院した．病室で脳波記録を行ったところ高周波数のアーチファクトが持続していた．交流除去フィルタを使用すると左頭頂部の棘波，左中心・頭頂部の速波を認めた（図 3-8）．

**一般的解説**

　緊急時には，病室など検査室以外の環境で脳波を記録することが多く，検査室と比べて交流雑音が混入しやすくなる．電極の接触抵抗が下がっていることを確認し，原因となる機器の電源を切る，電源線を遠ざける，機器の接地など

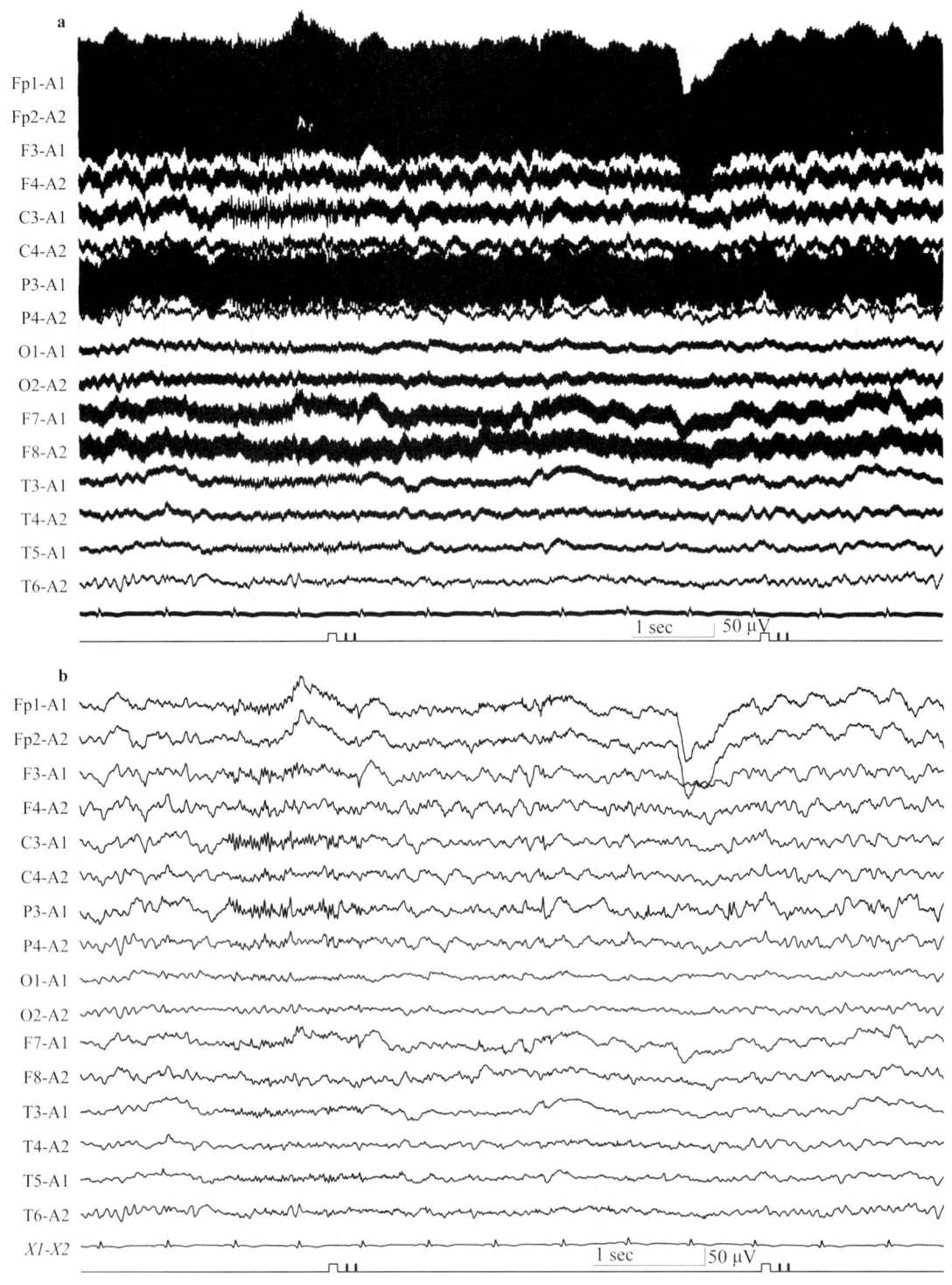

**図 3-8** 交流除去フィルタの効果
記録条件：標本化周波数 500 Hz，高域遮断フィルタ 120 Hz，低域遮断フィルタ 0.08 Hz（時定数 2 秒）．
表示条件：高域遮断フィルタ 70 Hz，低域遮断フィルタ 1.6 Hz（0.1 秒），交流除去フィルタを使用せず（a），使用時（b）．

の対策が必要になる．

| デジタル脳波の解説 |

　対策後も交流雑音の混入が大きい場合は，交流除去フィルタを使用する．安易な使用は，不良な電極が把握しづらくなる．50 or 60 Hz の成分をふくむ脳波の振幅が低下して鋭さがなくなる等のデメリットもあり，慎重に用いる．

〈井内盛遠，松本理器〉

**参考文献**
1) 末永和榮，松浦雅人：デジタル臨床脳波学．医歯薬出版．東京，10-23，64-83，2011．
2) 柳澤信夫，柴崎浩：臨床神経生理学．医学書院．東京，23-37，2008．
3) 石山陽事：脳波信号と雑音．日本臨床神経生理学会認定委員会（編）．モノグラフ　臨床脳波を基礎から学ぶ人のために：21-31，2008．

# 4 判読時支援用解析ツール

### サマリーコメント

脳波，特にてんかん性異常は，視察判読に加え解析を行うと一層詳細な情報を得ることができる．ここでは頭皮上脳波の代表的分析である双極子電流発生源推定と周波数分析につき，マットラブ（Matlab）を使用する．選択するツールに応じて実際の分析の種類や手順は異なる．

## 事例1：2歳，女児，てんかん

左前頭葉の神経節膠腫に伴い，生後4か月に右半身優位けいれん発作が出現し，以後意識減損を示す短い複雑部分発作とこれに複合するてんかん性スパズム（epileptic spasms：ES）を頻回に認めるようになった．発達指数（developmental quotients：DQ）54で精神運動発達遅滞を認める．

### デジタル脳波の解説

#### 1）棘波の頭皮上電位分布と双極子電流発生源

左前側頭部優位に認める棘波の頭皮上電位分布はマップ表示すると理解しやすい（図4-1）．この電位分布に最もよく適合する双極子発生源を推定しMRI上に表示する（図4-2）．この症例では病変部位のやや皮質表面寄りの位置に双極子が推定されている．

#### 2）フィルタ処理と周波数分析

臨床発作の発作時脳波はノイズが多いため，ここではそれに類似しているが臨床症状を伴わない不顕性（subclinical）発作パターンを分析に使用する（図4-3）．

低域遮断フィルタ（Low-cut filter：LCF）を様々に変更することで，γ・高周波帯域の活動を検出することができる．この場合，フィルタによって脳波は変形するため実際には存在しない波形が出現することもあるので原波形との対比検討が重要である．また時間・周波数分析は周波数分析の一型で，時間とともに変動する周波数毎の信号強度（パワースペクトル）を表すことができる（図4-4，図4-5）．

この症例では，複雑部分発作の発作時脳波に類似した不顕性発作パターンでは高周波成分は検出されず（図4-4），後続するESの発作時脳波に類似したパターンで視察的にも異常の強いF7等の部位において80 Hz前後のγ・高周波帯域の振動（fast oscillations：FOs）を認めた（図4-5）．

### 分析の意義

発生源分析には単一双極子モデル以外に様々な方法（アルゴリズム）があり，対象に応じて最適な方法を選択する必要がある．また周波数分析に関しては，同一症例のてんかん性異常でもγ・高周波を伴う発射と伴わない発射がある．高周波の出現はてんかん原性を反映している可能性があり[1]，それぞれの発射で視察的判定に加え周波数分析を行うことでより詳細な情報を得ることができると考える．

### 一般的解説

てんかん発射の推定電流双極子発生源が脳内の1点を指していても，実際の発生源は脳内で相当の広がりをもっており，双極子が示すのはいわばその重心であることに留意する必要がある．また頭皮脳波のFOsは筋電図やノイズと識

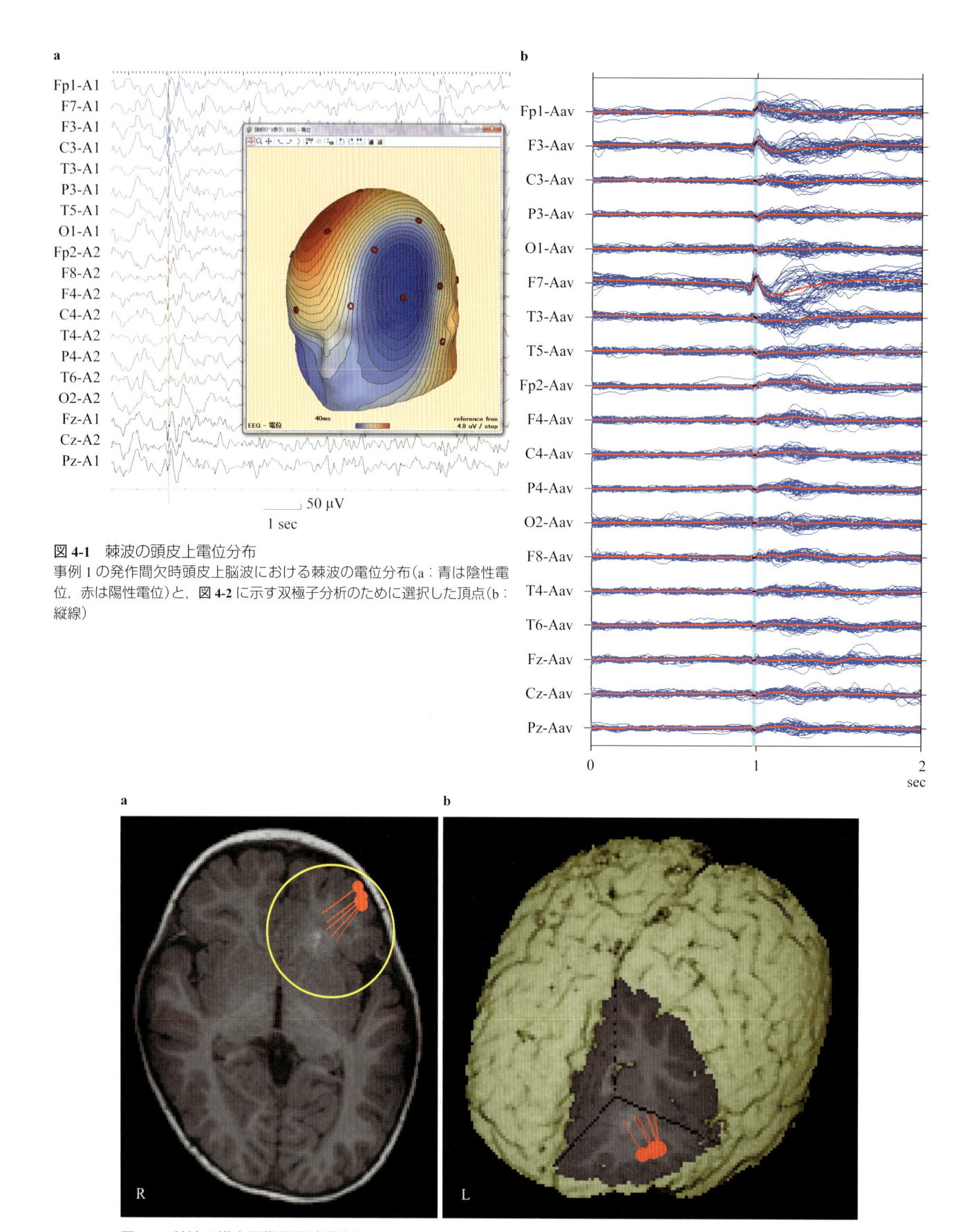

**図 4-1** 棘波の頭皮上電位分布
事例 1 の発作間欠時頭皮上脳波における棘波の電位分布（a：青は陰性電位，赤は陽性電位）と，図 4-2 に示す双極子分析のために選択した頂点（b：縦線）

**図 4-2** 棘波の推定双極子電流発生源
事例 1 の発作間欠時棘波の推定双極子発生源を MRI 画像上に示した．a：T1 強調画像水平断で病変部位は高信号を示す（黄色の円）．b：MRI 3 次元表示上に双極子を示す．

別する必要があるが，FOs がサイン波状律動波形を示すのに対し，筋電図やノイズは波形においてもスペクトルにおいても不規則である[2]．

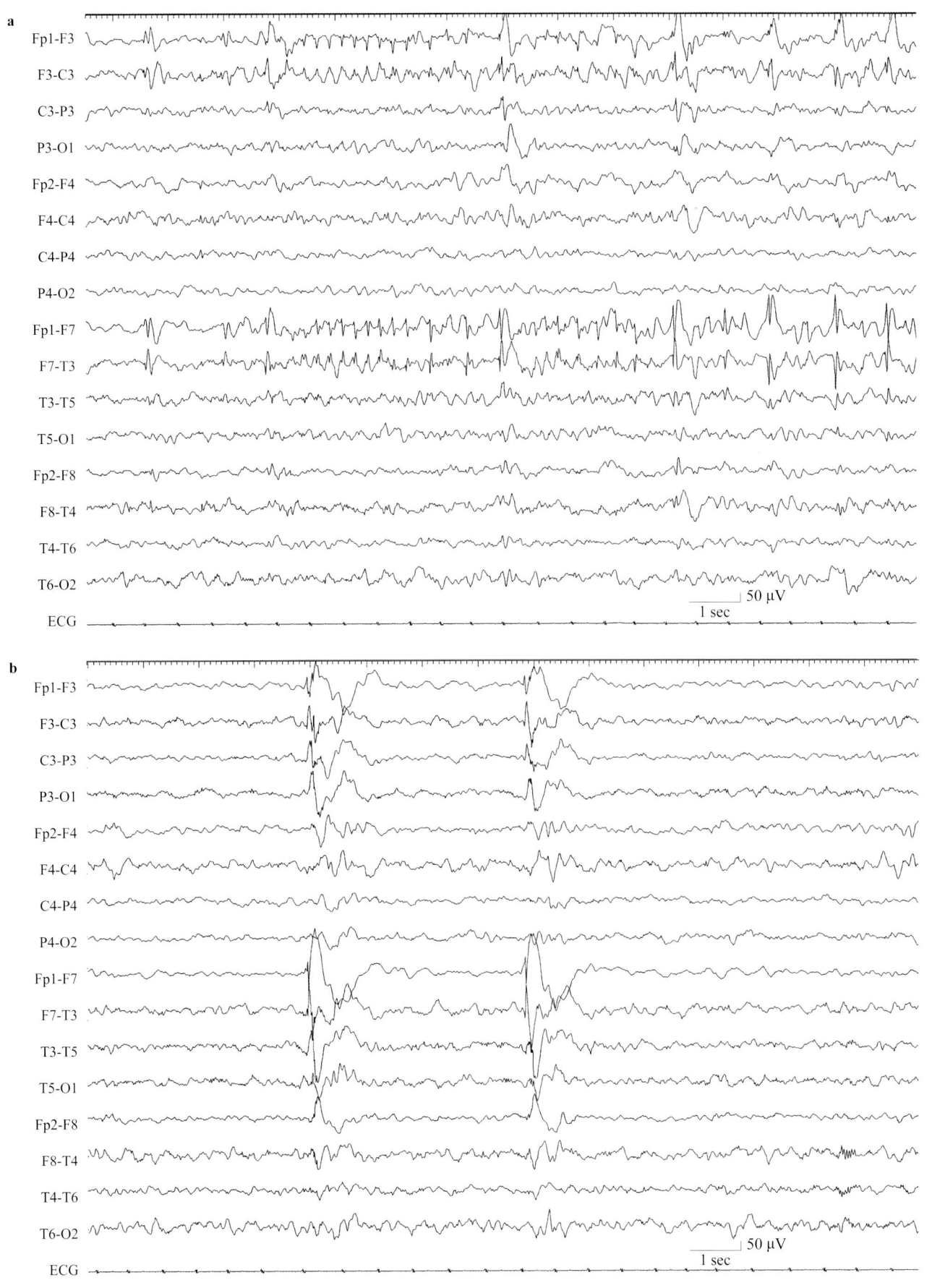

**図 4-3 事例 1 の不顕性発作パターン**
a：睡眠中に左前頭・前側頭部に棘徐波が連発し次第に増強するパターンであり，別途記録した複雑部分発作の発作時脳波に類似している．
b：引き続き出現する左前頭・前側頭部優位の棘徐波であり，別途記録した ES の発作時脳波に類似している．

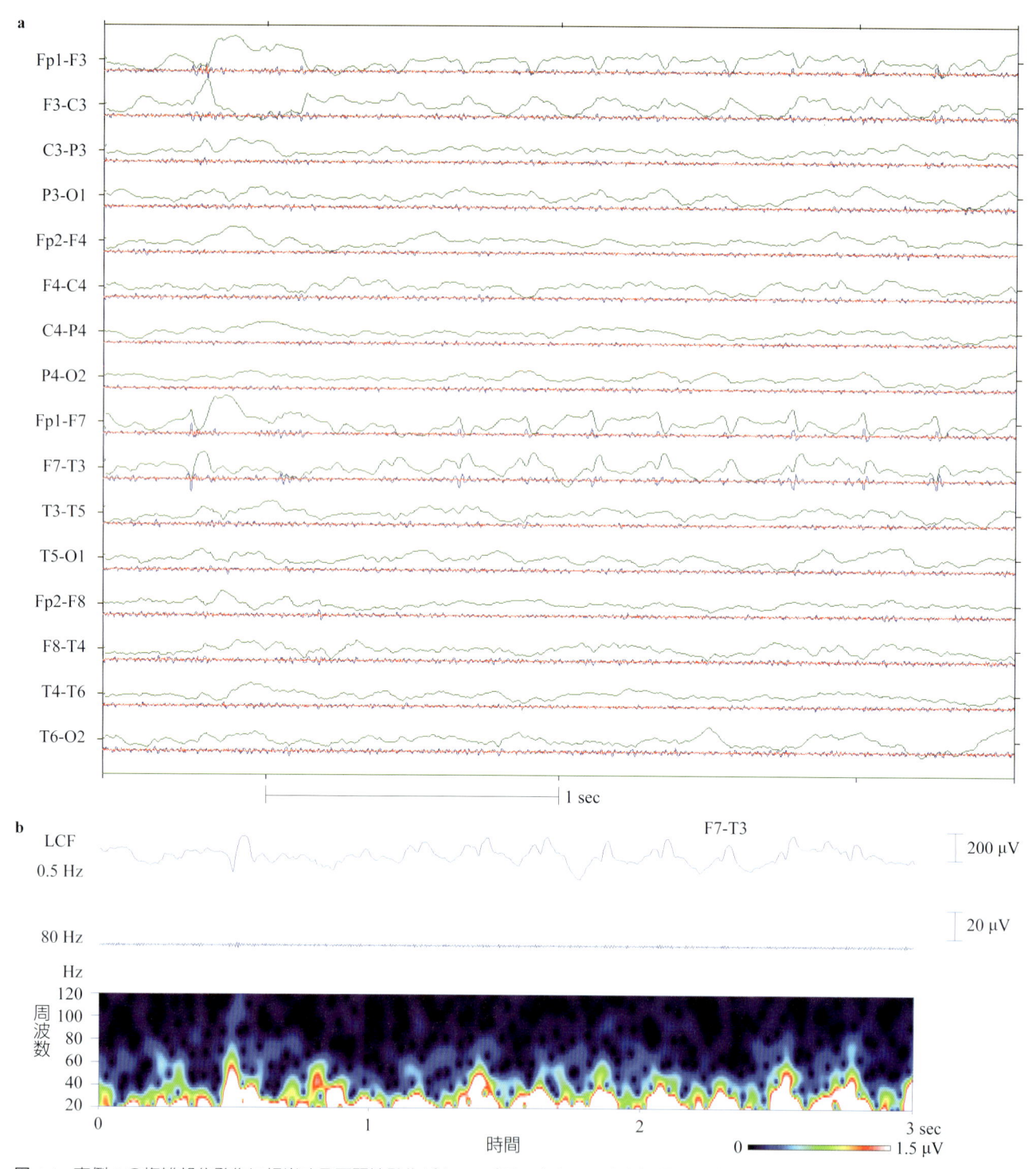

図 4-4　事例 1 の複雑部分発作に相当する不顕性発作パターン(図 4-3)のフィルタ処理と周波数分析
a：フィルタ処理脳波で低域遮断フィルタ(LCF)は緑が 0.5 Hz，青が 40 Hz，赤が 80 Hz を示す．
b：時間・周波数分析を異常の強い F7-T3 において示す．フィルタ処理でも時間・周波数分析でも顕著な高周波成分は認めない．

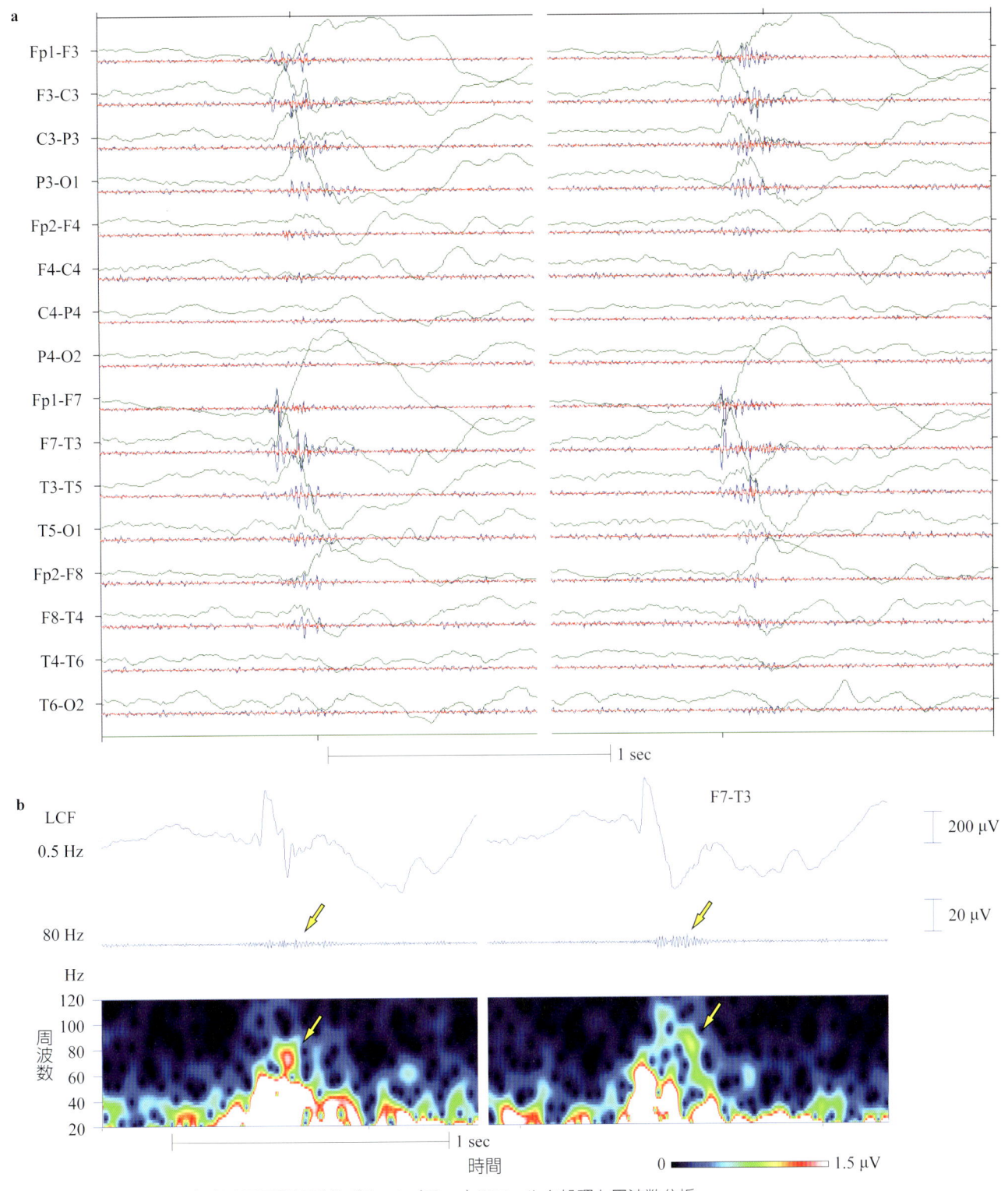

図 4-5 事例 1 の ES に相当する不顕性発作パターン（図 4-3）のフィルタ処理と周波数分析
a：フィルタ処理脳波で設定は図 4-4 と同様である．
b：時間・周波数分析を F7-T3 において示す．フィルタ処理でも時間・周波数分析でも 80 Hz 前後の γ・高周波帯域の振動を認める（矢印）．

4 判読時支援用解析ツール

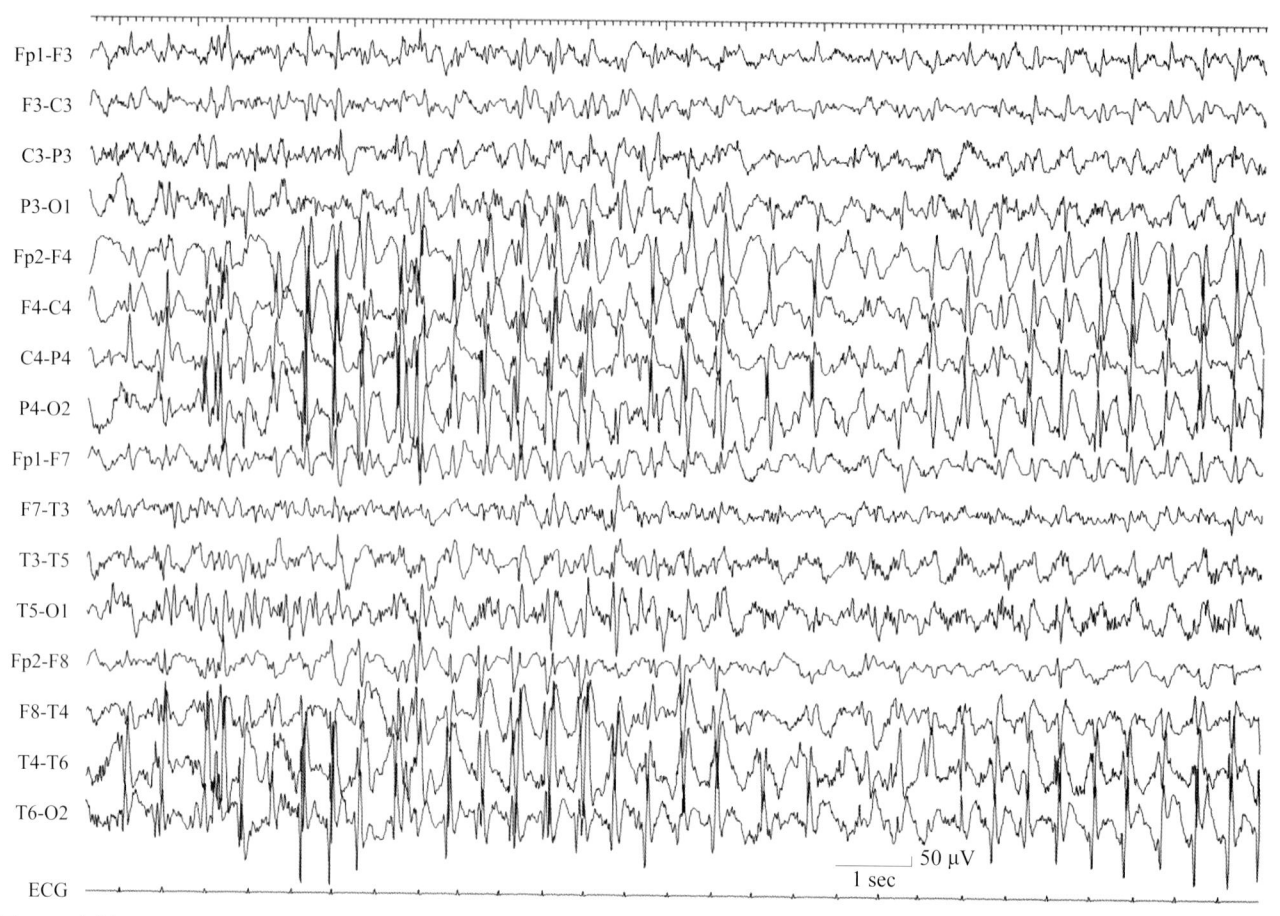

図4-6 事例2の発作間欠時睡眠脳波
右半球に棘徐波が連発している.

## 事例2：4歳，男児，てんかん

精神運動発達遅滞と左心低形成症候群に伴い，意識減損を示す複雑部分発作を認める．脳波は睡眠中に右半球後頭領域優位の棘徐波が頻発する（図4-6）．

### デジタル脳波の解説

**1）フィルタ処理と時間・周波数分析**

事例1と同様の分析であるが，フィルタ設定や時間・周波数分析のパワー閾値の変更により，検出される活動が影響されることを示す（図4-7，図4-8）．

### 分析の意義

検出しようとする信号の周波数や強さにより設定を適宜調整し，最適化する必要がある．

### 一般的解説

FOsはサイン波状波形をもつことを反映して，時間・周波数分析では斑点（blob）状パターンを示す．スペクトルは設定を調整して，このblobパターンが明瞭になるようにする必要がある．

〈小林勝弘〉

### 文献

1) Melani F, Zelmann R, Dubeau F, et al：Occurrence of scalp-fast oscillations among patients with different spiking rate and their role as epileptogenicity marker. *Epilepsy Res* 106：345-356, 2013.
2) Kobayashi K, Akiyama T, Oka M, et al：A storm of fast (40-150 Hz) oscillations during hypsarrhythmia in West syndrome. *Ann Neurol* 77：58-67, 2015

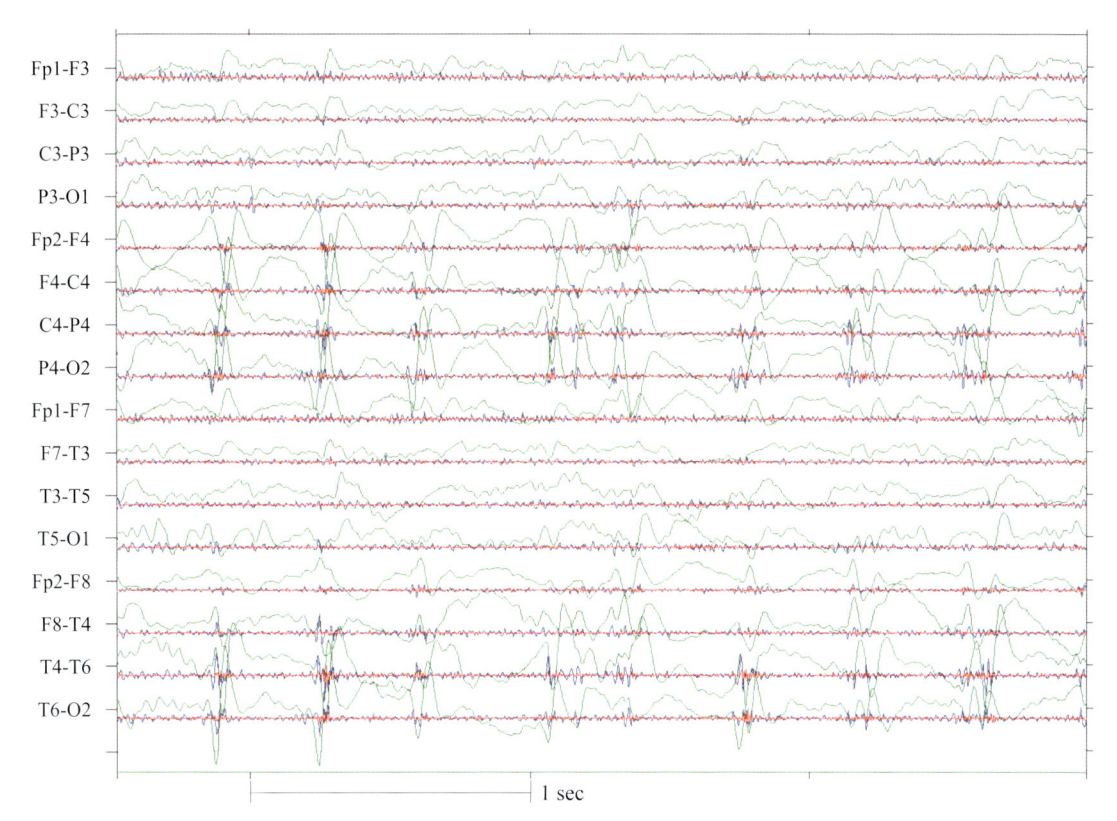

図 4-7 事例 2 の発作間欠時脳波(図 4-6)のフィルタ処理脳波
設定は図 4-4 と同様．右半球とくに後頭領域優位に棘徐波に伴い周波数の高い成分が認められる．

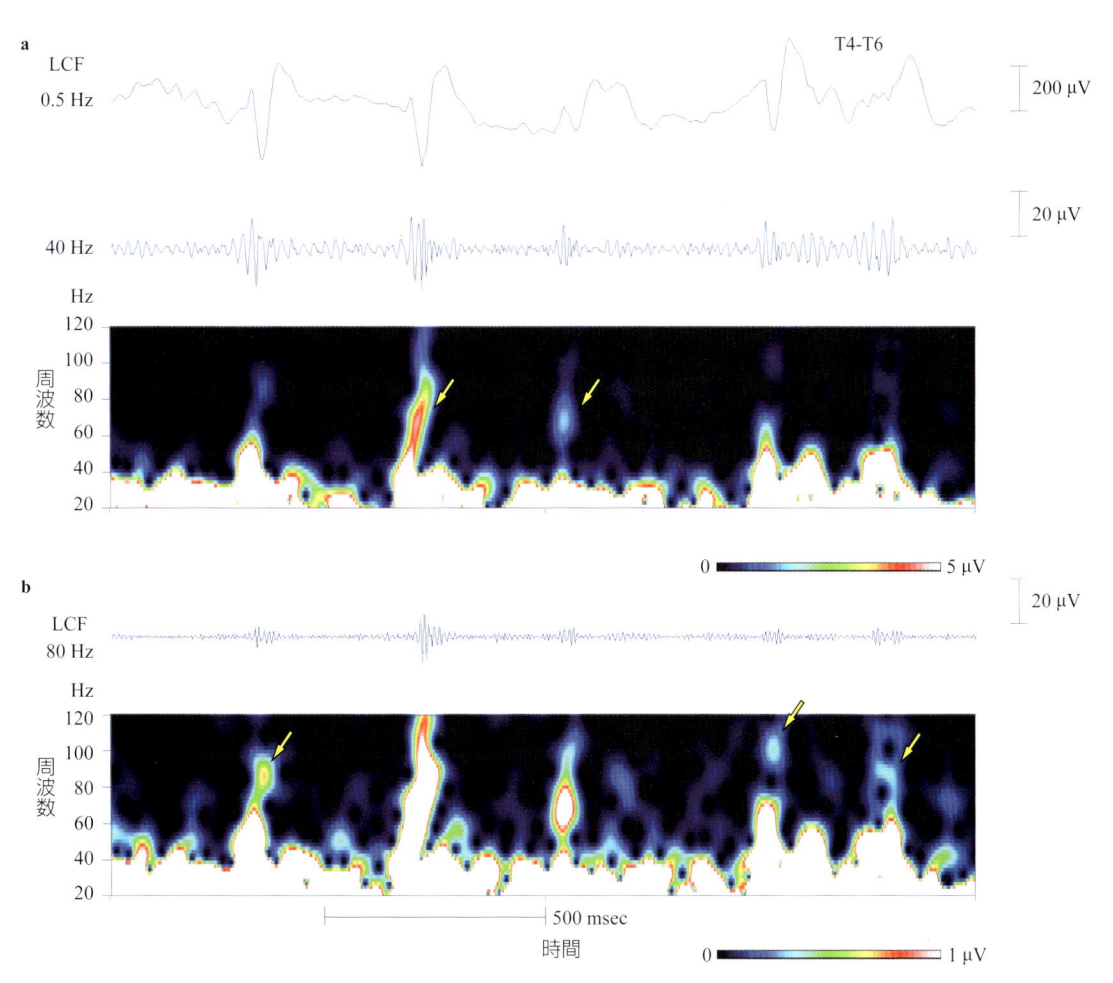

図 4-8 事例 2 の発作間欠時脳波(図 4-6)の時間・周波数分析
異常の強い T4-T6 につき示す．a：LCF が 40 Hz，表示パワーの範囲が 0〜5 μV で γ 帯域の信号検出に適しており，
b：それぞれ 80 Hz と 0〜1 μV で ripple 帯域高周波の検出に適している．

4 判読時支援用解析ツール

# 5 意識障害患者でのペーパレス脳波記録と判読の実際

### サマリーコメント

　意識障害患者では，筋電図の混入，普段の記録では行わない処置(たとえば，記録中の薬剤投与)，体動によるアーチファクト，予期せぬイベントの出現などが起こる．刺激に対する反応性の有無も，意識障害患者の脳波では確認したい事項である．これらに対処し臨床上有用な情報を引き出すには，①メモあるいはボイスレコーダを利用し記録中のイベントを適切に記録すること，②リフィルタリングやリモンタージュで何を見たいのか目的を明確にして，これらの機能を適切に利用すること，③脳波像の比較対照を行うために，スナップ画像を利用したり，イベントログを利用したり，プリンターで書き出したり，あるいは，同じ脳波データを2回起動したりすること，④たとえ一部であっても，体動の少ない記録を得るために我慢強く記録をとることが重要と思われる．

## 事例1：81歳女性，くも膜下出血後の遷延する意識障害

　臨床検査技師が脳波を記録するときには，前もっての臨床情報の把握が肝要である．p.86の臨床情報を先にご覧いただきたい．

　医師が判読するときには，最初に年齢と性別のみの情報で脳波を判読することが重要である．本項をこのまま読んでいただき，最後に臨床情報との相関を確認いただきたい．

　なお，図5-1～図5-4は平成X+1年1月21日に記録された脳波である．このうち，図5-2～図5-4は，図5-1をリフィルタリングしたりリモンタージュした記録であり，いずれも図5-1と同一記録である．図5-6～図5-9は同年2月4日の記録で，記録途中でミダゾラムの静脈注射が行われている．

### デジタル脳波の解説①

1)1月21日時点(図5-1～図5-4)
①図5-1の解説：図5-1に同側耳朶基準導出法の記録を示す．時定数は0.3秒，高域遮断フィルタは60 Hzである．EOGは，左眼窩下部に設置した電極と左耳朶間の記録であり，時定数，高域遮断フィルタ，増幅度の設定は脳波と同じである[*1]．

---

[*1] **EOGの記録**
　われわれは，前頭極部の徐波が脳波由来の波形か，眼球の上下動に伴う波形かを鑑別するためにEOGを記録している．眼球は前部陽性-後部陰性のダイポールを形成しており(図5-5)，眼球が上下動すると，眼窩上部(前頭極)に設置された電極と眼窩下部に設置された電極は，逆位相の電位を示すことになる．図5-5では，破線Aで示した波形は，前頭極部とEOG記録で同位相となっており脳波由来と考えられる．一方，破線Bで示した波形は前頭極部とEOGで極性が逆転しており，眼球運動由来と考えられる．左右方向の眼球運動に関しては，F7とF8で極性逆転がみられれば，眼球が左右方向へ動いたためと考えられる．本症例では，前頭部の徐波とEOGは同位相であり，前頭部徐波は眼球上下動によるアーチファクトではないと結論できる．

---

　患者は閉眼し安静にしているが多くの筋電図が混入していた．意識障害患者で筋電図が混入した場合，筋電図を除去することは不可能である．

②図5-1の脳波所見：異常所見：#1．傍矢状領域では，両側前頭部に高振幅～中等振幅のδ波が連続性に出現し，一部では1.5 Hzで律動的

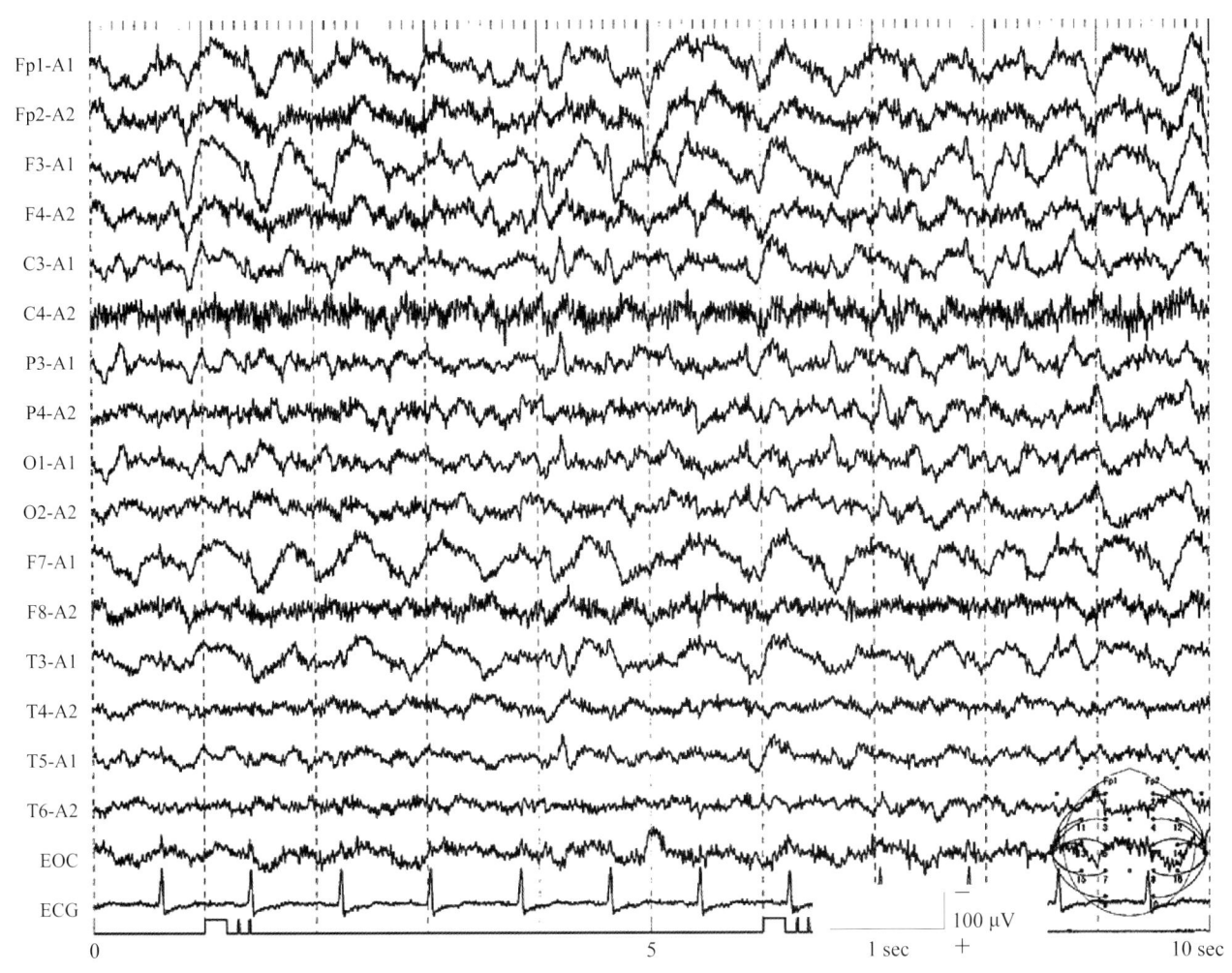

図 5-1 平成 X+1 年 1 月 21 日の脳波
時定数 0.3 秒, 高域遮断フィルタ 60 Hz での同側耳朶基準導出法による記録.

に出現する部分もあった. δ波は明らかに左側優位に出現し左側では中心領域まで拡延していた. 頭頂部から後頭部にかけては, 主として中等振幅のθ波やときにδ波が不規則に出現しており, 律動性良好な後頭部優位律動を認めないと判断した. 側頭領域では, 左前側頭部と左中側頭部にほぼ限局して同様のδ波を認めた. 傍矢状領域のδ波と側頭部のδ波は同期して出現していた. #2. 数十秒に 1〜2 回程度, 左側で前頭-中心-頭頂部優位に, 側頭部を巻き込む鋭波を認めた. この鋭波はときには振幅を減じながら後頭部まで拡延していた. まれに, これとは独立した鋭波を右前頭部に認めた.

③リフィルタリングとリモンタージュによる筋電図と心電図の除去

リフィルタリング：この程度の筋電図であれば, 判読にあまり支障を来さないかもしれないが, 上記の所見, 特に後頭部律動の有無を確認するために, 高域遮断フィルタを 15 Hz にしてリフィルタリングを行った(図 5-2). 時定数は 0.3 秒のままである. 図 5-2 ではβ波らしき波形(図 5-2 [1])を多く認めるが, ほとんどは筋電図が鈍った波形でありβ波ではないと考えられる. 理由は, β波らしきものが, たとえば C4 で特に多く認められるからである. これは図 5-1 でみると筋電図が特に多く混入している部分である. β波様波形は, 一部に多小棘波のようにみえるもの(図 5-2 [2])もあるが, これも, 図 5-1 と比較すると筋電図が鈍ったものであることがわかる. このように, 高域遮断フィルタを 15 Hz にすると, 筋電図が除かれ判読しやすくなるが, 存在しない速波やときには小棘波様の波形がみえてくることがある(▶第 1 部 1-4. 記録の最中の注意点：ベーシック 図 1-9(p.16)). 原波形(図 5-1)と比較対照することで, 筋電図か否か比較的容易に判定することができる. これはデジタル脳波の大きな利点の一つである. アナログ脳波では, 一旦, 高域遮断フィルタを

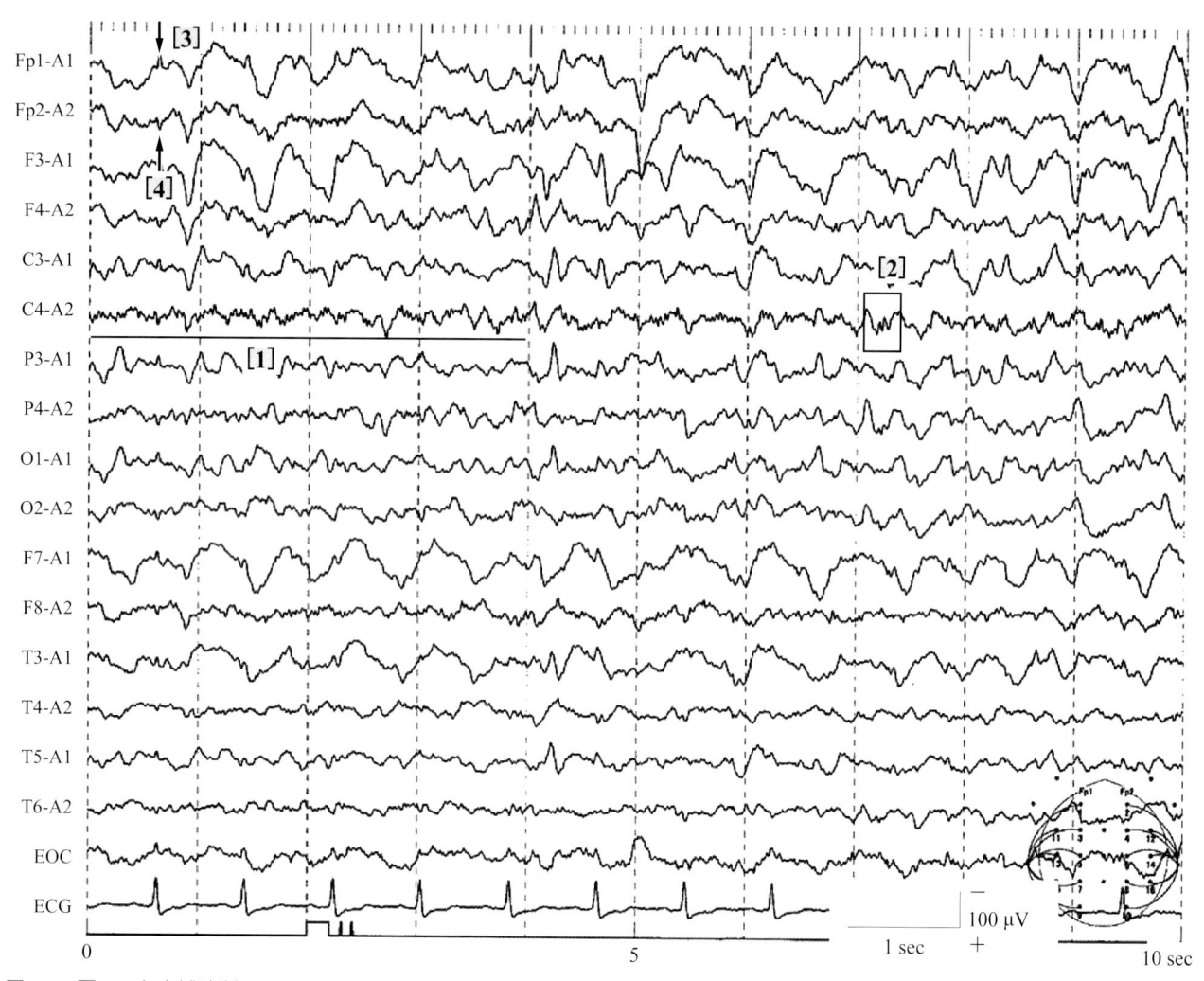

図5-2 図5-1を高域遮断フィルタ15Hzでリフィルタリングしたもの
時定数は0.3秒．[1]にβ波様の波形を認め，[2]に多小棘波様波形を認める．これらは筋電図である．[3]と[4]は心電図によるアーチファクトである．左側で陰性波，右側で陽性波として記録され左右半球で極性が逆転している．

低く設定して記録を行うと，高域遮断フィルタを高く設定したとき，あるいは，高域遮断フィルタを用いなかったときの記録と比較することができず，β波様波形が筋電図由来かどうか判定することは容易ではなかった．このためアナログ脳波では，高域遮断フィルタをできる限り使用しないことが推奨されていた．

リフィルタリングすることによって，図5-2でも律動性良好な後頭部優位律動が存在しないことが確認された．

両耳朶平均電極（Aav）導出法による心電図の除去：図5-2をみると，多くの陰性小棘波が主として左前頭極部に出現しているのがわかる．これは心電図によるアーチファクトである．図5-1では筋電図に覆われてあまりはっきりとは認識されなかったが，図5-2では心電図によるアーチファクトが明瞭化している．心電図のアーチファクトは，同側耳朶基準導出法では多くの場合，左側誘導で陰性電位（図5-2[3]），右側誘導で陽性電位（図5-2[4]）として記録され左右半球で極性が逆転する．図5-2でもよくみると心電図由来の小棘波は左右で極性が逆転しているのがわかる．心電図由来の棘波（アーチファクト）は，Aavを基準電極にすると除去できることが多い（▶第1部1-2．記録時のモンタージュの選択：アドバンス（p.6～7））．図5-3にAavを基準電極としたときのリモンタージュ記録を示す．心電図由来の棘波がほぼ消失し判読が容易となるのがわかる．

背景波が低振幅化していると，全誘導に左右半球で極性を逆にした小棘波が規則的に出現していることが一目でわかり，これらが心電図によるアーチファクトであることが容易に判別できる（図5-7参照）．しかし，図5-2のように背

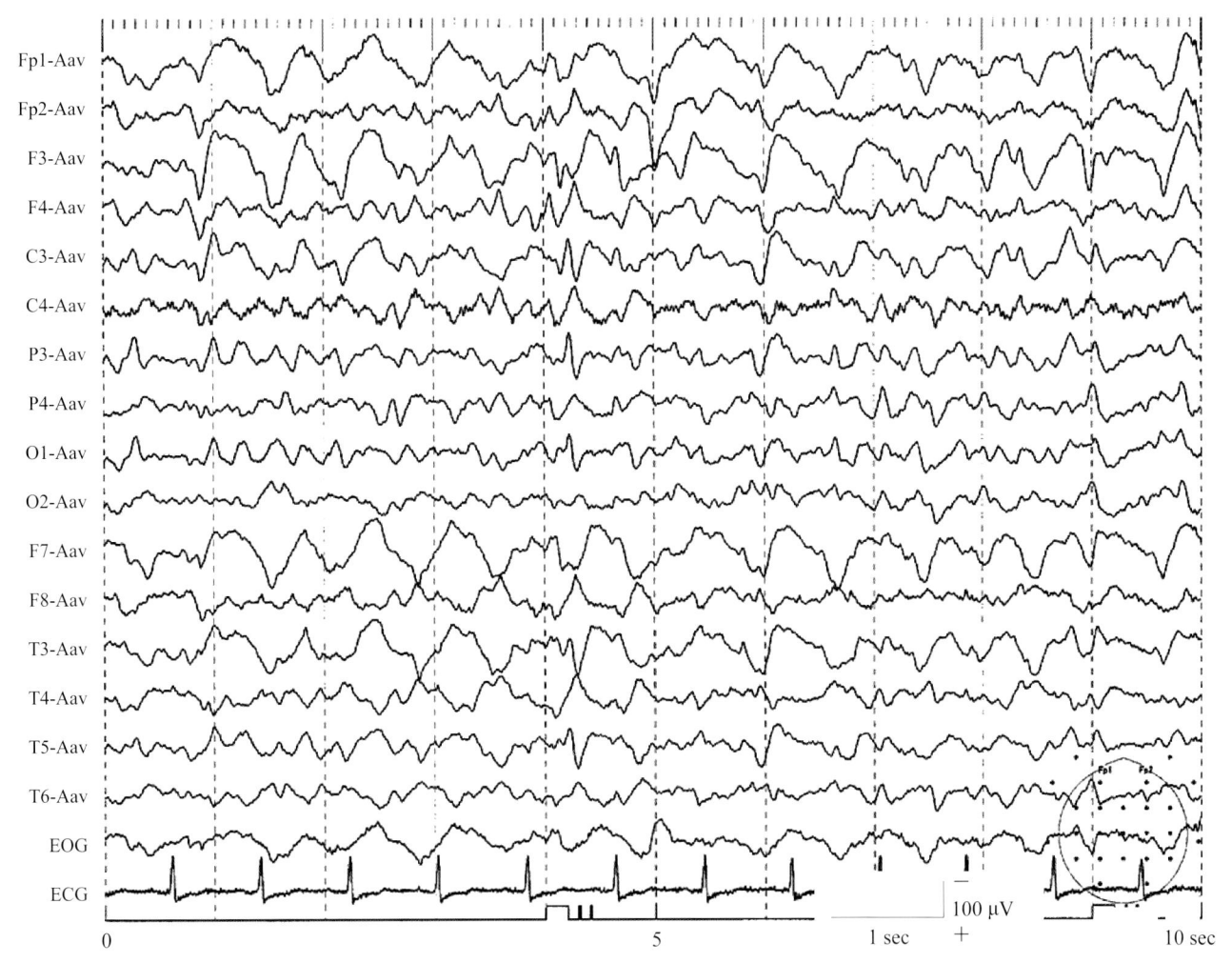

**図 5-3** 図 5-2 の基準電極を両耳朶平均電極(Aav)基準でリモンタージュしたもの
時定数は 0.3 秒，高域遮断フィルタは 15 Hz．

景波の振幅が大きく心電図の振幅が小さい場合，視認できたりできなかったりして不規則に出現しているようにみえるため，かえって小棘波と誤って判読される危険がある．

平均電位基準導出法(Av)による筋電図の除去：筋電図は，咬筋や側頭筋からの筋電図が耳朶に波及して全般性に出現してくる場合がある．平均電位基準導出法(Av)では，このような耳朶由来の筋電図をかなり減弱できる．これは通常，電位を平均化する電極に耳朶電極を含まないよう設定するからである．同じ記録を平均電位基準導出法(Av)でリモンタージュした記録を図 5-4 に示す．時定数は 0.3 秒で，高域遮断フィルタは 60 Hz である．右側頭筋と前頭筋に由来すると考えられる筋電図は残存しているが，そのほかの領域の筋電図はかなり抑制され判読しやすくなっている．この記録でも，律動性良好な後頭部律動が存在しないことが確認された．

しかし，この例のように多くの高振幅徐波を含む記録では，基準となる平均電位自体が徐波によって活性化され，本来存在しない徐波が現れてくることがある．たとえば，右側頭部(F8, T4, T6)には同側耳朶基準の原脳波(図 5-1)では，ほとんどδ波が存在しないが，平均電位基準導出法(Av)では，これらの領域にもδ波が出現している．これがアーチファクトであることは，両側の側頭部間でかなりの部分でδ波が極性逆転していることからわかる．平均基準電極自体がδ波によって活性化され，δ波が存在しなかった領域に，逆位相のδ波が投影されてくるからである．平均電位基準導出法(Av)にはこのような落とし穴が存在することを念頭に置いて判読する必要がある．平均電位基準導出法(Av)は，側頭部に局在し耳朶を活性化する波形の局在診断には有用であるが(▶第1部 1-2．

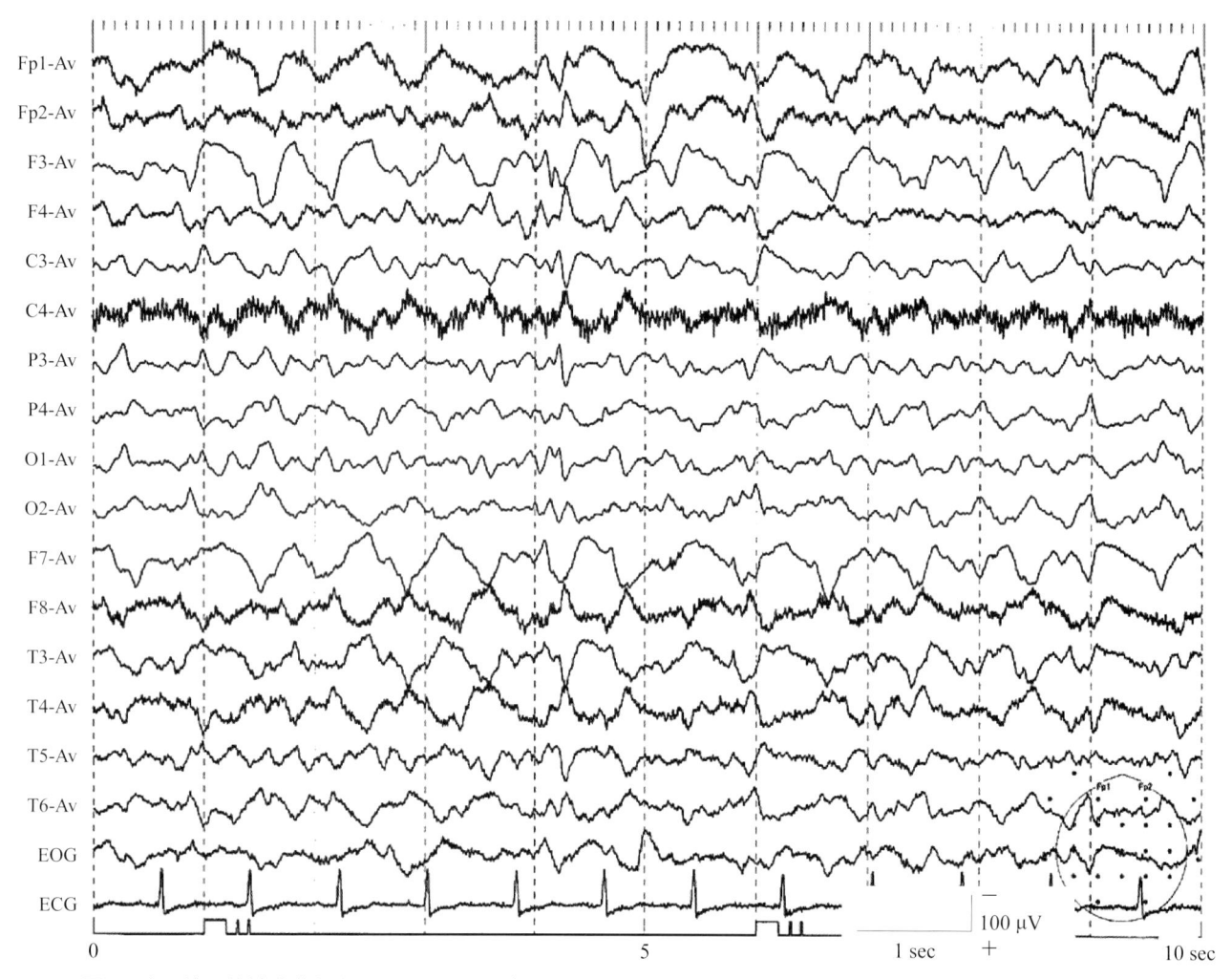

図 5-4 図 5-1 を平均電位基準導出法にてリモンタージュしたもの
時定数 0.3 秒，高域遮断フィルタ 60 Hz.

記録時のモンタージュの選択：ベーシック 図 1-3, 図 1-4(p.7))，高振幅徐波が広汎に存在するときは，徐波局在の判断を誤らせることがある(▶第 1 部 1-2. 記録時のモンタージュの選択：アドバンス (p.8))．

なお，図 5-3 の Aav 基準導出法でも右側頭部に徐波がみられ，左右側頭部で一部極性が逆転している．これは，左前側頭部の徐波が左耳朶に波及し左耳朶を活性化しているためと考えられる．Aav 電極の電位は左右耳朶の平均値となっているので，左前頭-側頭部の電位が Aav 電極を活性化し，Aav 電極と逆位相の電位が右側頭部に投影された結果であろう．

以上から，各モンタージュはそれぞれ特徴的な弱点を抱えていることがわかる．①耳朶基準では筋電図の混入が多くなり，②高域遮断フィルタを 15 Hz に設定すると，β波様波形や小棘波様波形が出現し，③平均電位基準導出法(Av)では基準電極自体が活性化される場合がある，といった具合である．意識障害患者の記録において，リフィルタリングやリモンタージュを行うときは，これら処置の特徴をわきまえたうえで，それらを行う目的を明確にして施行すべきである．この事例では後頭部優位律動が筋電図によって隠されていないかを確認するために，高域遮断フィルタを 15 Hz としたり(リフィルタリング)，平均電位基準導出法(Av)を用いたりした(リモンタージュ)．

### デジタル脳波の解説②

**1) 2 月 4 日時点 (図 5-6〜図 5-9)**

2 月 4 日に実施した脳波では，ミダゾラムを静注し脳波変化と患者の反応性変化を観察した．このような処置を行うときは，呼吸抑制に

第 2 部　指針に基づいた実例提示

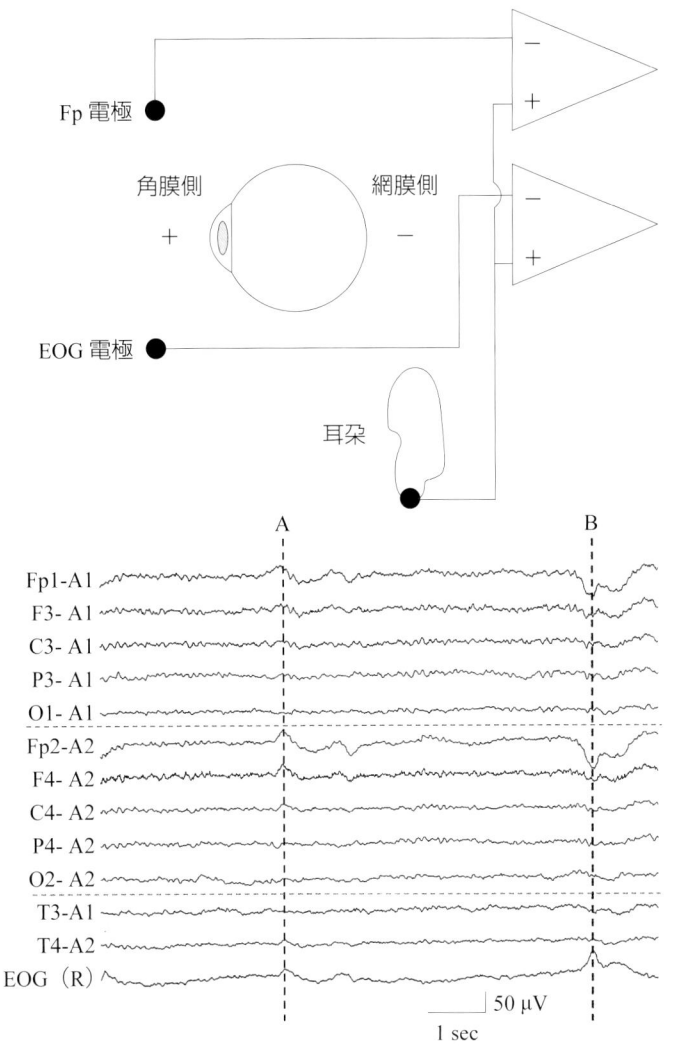

**図 5-5** Electrooculogram（電気眼球図記録，EOG）
この図では，EOG 電極は右眼窩下部に設置され，右耳朶を基準とした電位が EOG(R) として記録されている．破線 A では，前頭部徐波と EOG は同位相である．破線 B では前頭部徐波と EOG は逆位相となっている．逆位相のものは眼球の上下動に伴うアーチファクトである．

備えて，酸素飽和度（$SpO_2$）のモニターとアンビューバッグを準備しておく必要がある．

① ミダゾラム 0.5 mg 静注時の脳波：図 5-6 にミダゾラム 0.5 mg 静注時の脳波を示す．時定数 0.3 秒，高域遮断フィルタ 60 Hz，同側耳朶基準導出法による記録である．前回と同様，左前頭-前中側頭部領域優位に不規則な δ 波が持続性に出現していた．縦線のところでミダゾラム 0.5 mg を静注した．「ドルミカム 0.5 mg IV」と書かれているのは，記録者（技師）が，記録終了後，編集作業によって書き入れたものである．この編集作業は必須であり，こういった情報なしでは判読者は脳波を判読できない．

② 覚醒刺激：図 5-7 は，ミダゾラム 0.5 mg 初回投与後，覚醒刺激を与えたときの記録である．左前頭-側頭部領域の δ 波が抑制され，8 Hz 前後の律動波が一過性に出現しているのがわかる．3 本の縦線は，この辺りで，拍手（clapping）や呼名といった覚醒刺激が逐次与えられたことを示す．刺激が与えられたことがわからないと，脳波変化の意味を読み取れない．ここでも記録者が行った処置に関する情報が必要である．律動波出現時，患者は開眼せず臨床的に確認できる反応性は認められなかった．患者が刺激に反応せず開眼もしていないことは，体動によるアーチファクトや筋電図の混入がなく，眼球運動に伴うアーチファクトが前頭極部（Fp）や EOG に入っていないことからも推測できる．

③ 追加のミダゾラム投与：図 5-8 左半分には，初回 0.5 mg を静注した 4 分後に，追加のミダ

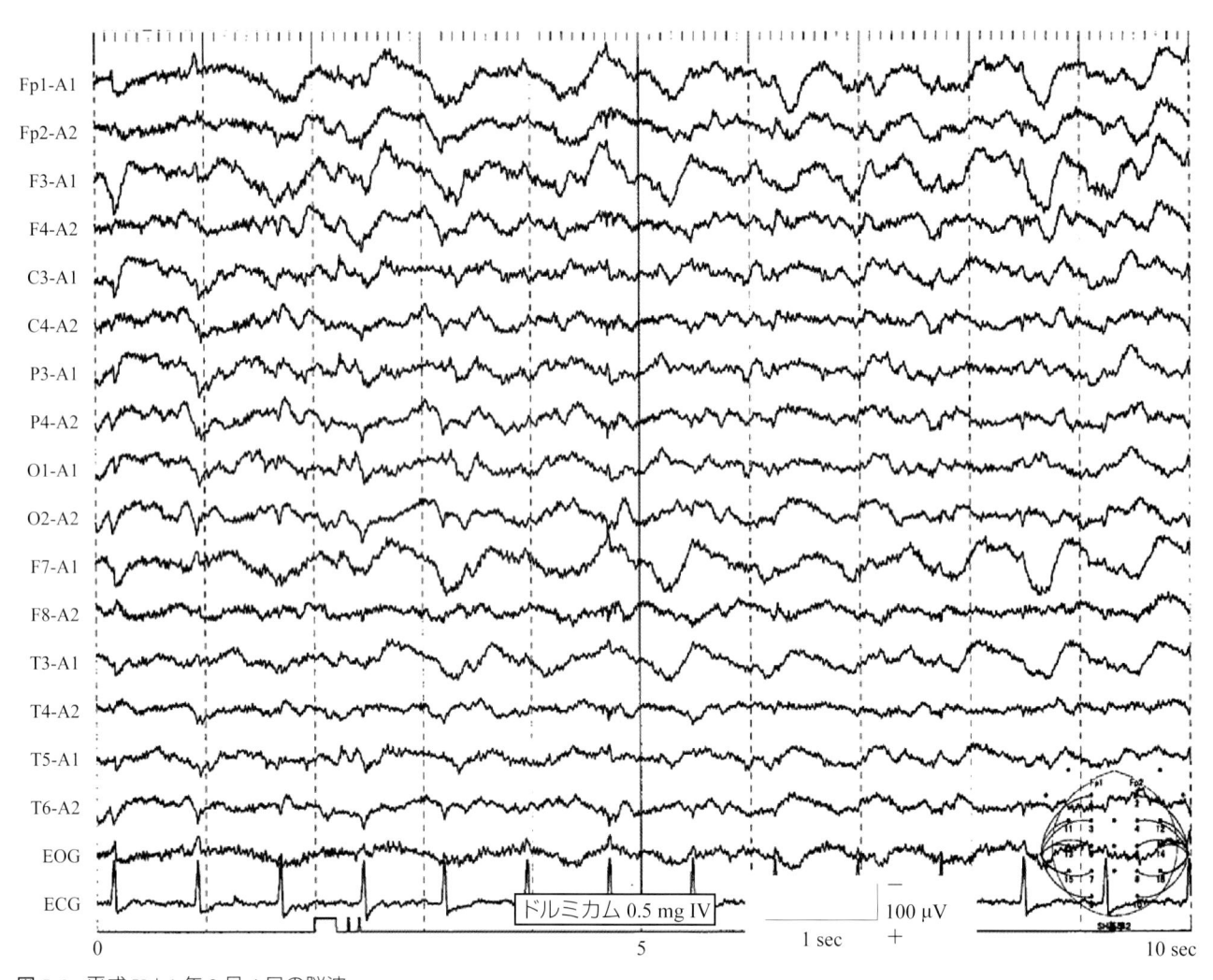

**図 5-6** 平成 X+1 年 2 月 4 日の脳波
縦線のところでミダゾラム 0.5 mg が投与開始されている．時定数 0.3 秒，高域遮断フィルタ 60 Hz での同側耳朶基準導出法による記録．

ゾラム 0.5 mg を静注したことが示されている（図 5-8 の右半分はミダゾラム投与前のスナップ画像である．詳細は後述）．その直後，一過性に図 5-7 と同様な脳波変化を認めているが，やはり患者の反応性は改善しなかった．初回ミダゾラム 0.5 mg 投与後は左前頭-前中側頭部領域のδ波はまだ抑制されなかったが，追加の 0.5 mg 投与後は抑制され，比較的良好な律動性を示すα〜θレンジの波形が，全般性に，覚醒刺激なしで，10 秒近く持続して繰り返し出現するようになった（図 5-9）．

非けいれん性てんかん重積状態（nonconvulsive status epilepticus：NCSE）の可能性を疑い，脳波記録を行いながらミダゾラム 0.5 mg を 2 回投与し脳波変化を観察したわけである．徐波は有意に減少し鋭波も出現せず全般性に律動波が反復して出現した．しかし，患者の反応性には改善を認めなかった．

### 一般的解説

**1）脳波記録時の注意点**

①イベントの記録：患者に与えた刺激の時点や行った処置（本例ではミダゾラムの静注）等のイベント時点は，脳波判読上，極めて重要な情報である．イベント記入の編集作業は脳波記録後に行われる．脳波記録者（技師）は，脳波記録を終了した時点で仕事が終わるのではない．編集作業を行ったうえで仕事が完結する．ハイブリッド方式（デジタル脳波計を使用しているが，脳波を記録紙に書き出し，判読は記録紙で行う方法）を採用している場合でも，記録紙にだけイベントを記入するのではなく，デジタル記録上にもイベントを記録しておくべきである．記録紙は保管に場所をとるため，今後は，比較的短時日で破棄されるようになると思う．したがって，二度手間であっても，デジタル記録上

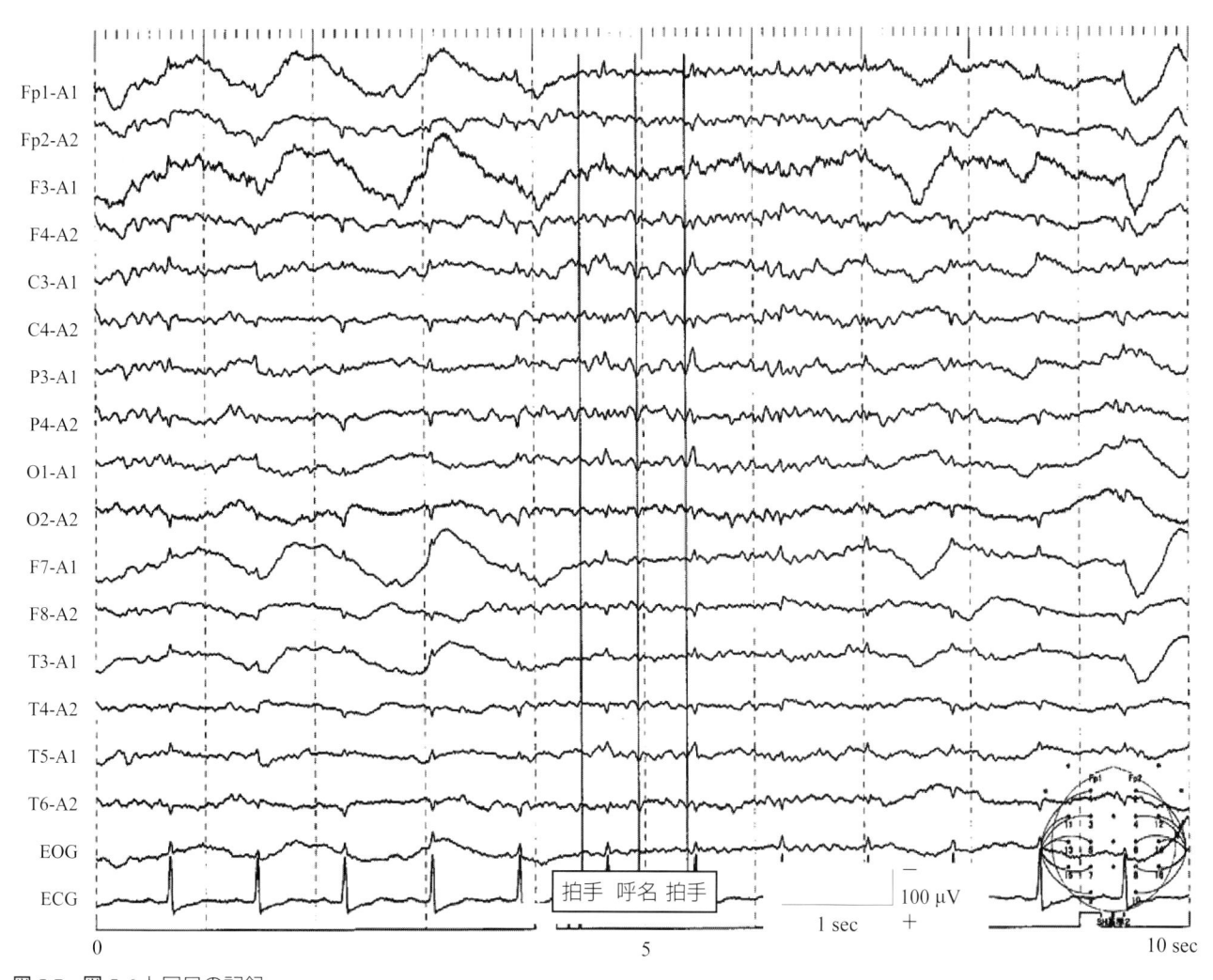

**図 5-7　図 5-6 と同日の記録**
ミダゾラム 0.5 mg 投与後．3 本の縦線の辺りで，拍手-呼名-拍手の覚醒刺激が与えられている．刺激に応じて，脳波には α〜θ レンジの律動波が誘発され，前頭-側頭部の δ 波は抑制されている．時定数 0.3 秒，高域遮断フィルタ 60 Hz での同側耳朶基準導出法による記録．

にも情報を記入しておく必要がある．

　イベントの記入はイベント入力ボックスを用いて行う．図 5-10 にイベント入力ボックスを示した．われわれが使用している機種では，画面上でマウスを右クリックすると，マウスポインターのところに縦線が現れ，同時にイベント入力ボックスが出てくる．このボックス内のキー入力部分（図 5-10 では「1」の数字が入っている部分）にイベント内容を書き込む．ここに入力できる文字数は 20 文字までである．しかしイベント入力ボックスの左下の付箋紙アイコンを左クリックするとテキスト文入力用ボックスが出てきて，比較的長い文面をコメントとして残すことができる．覚醒刺激を与えたときは，刺激の種類のほかに刺激強度や反応性の有無（開眼や体動の有無）も記載しておいてほしい．
②メモ用紙やボイスレコーダの携帯：イベントを記入するためには，生起したイベントをメモしておく必要がありメモ用紙の携帯は必須である．普段必要となるイベント名はファンクションキーにあらかじめ登録しておくことができるが，複雑なイベントや普段は行わない処置等をあらかじめすべて登録しておくことはできない．特に意識障害患者では記録中に様々な状態変化が起こり得るため，それらのイベント内容をあらかじめ登録しておくことは不可能である．そこでイベントが起こったときは，記録者は，モニター中の脳波上に，イベントが起こったことのマークを入力するとともに，その時間とイベント内容をメモ用紙に記載する．

　しかし，脳波記録を行いながら手もちの紙にすばやくメモを書くということは，実際には容易な作業ではない．そこでボイスレコーダを用いてイベント内容を記録しておくのも一つの方

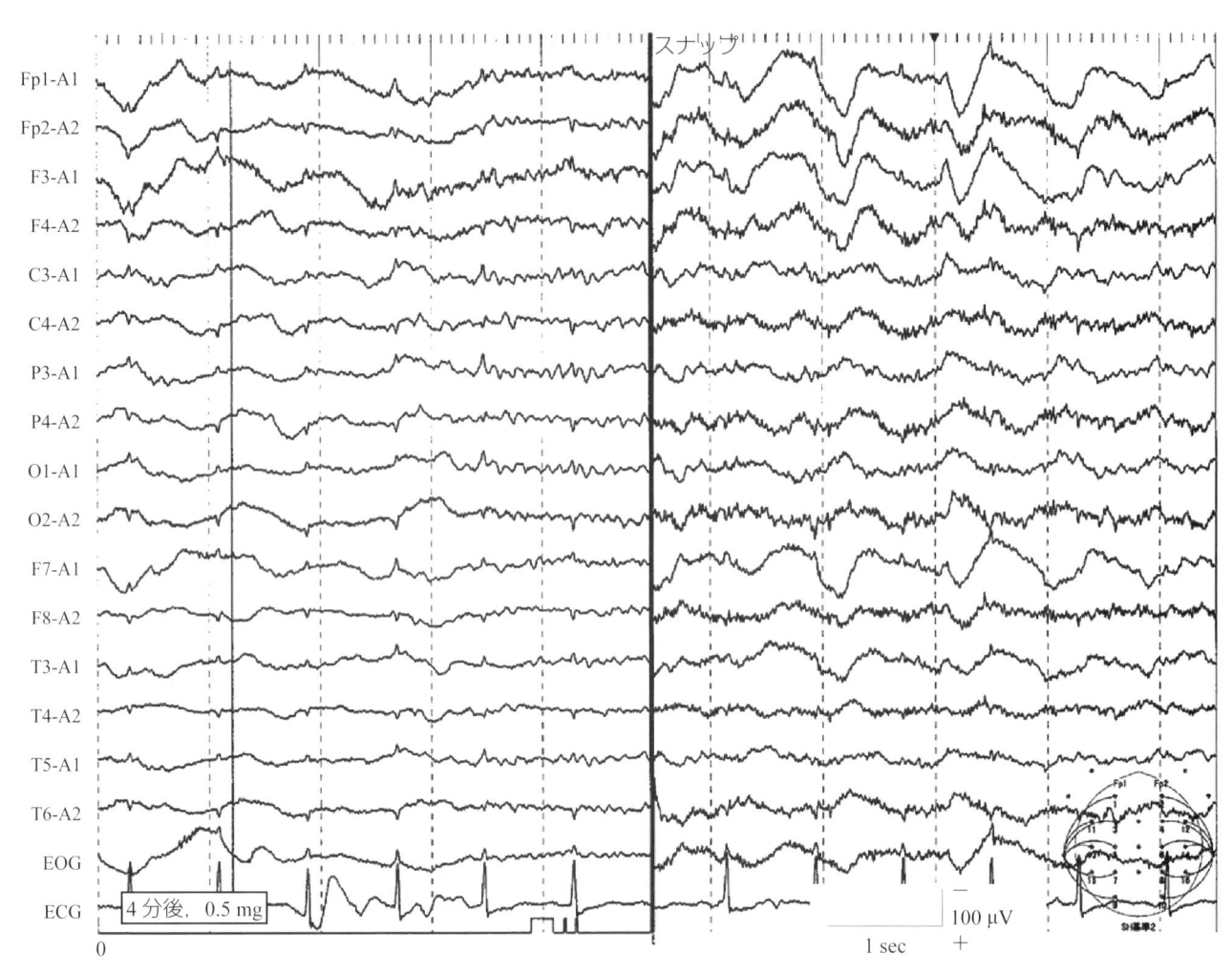

**図 5-8 脳波のスナップ画像**
左段の縦線のところでミダゾラム 0.5 mg が追加投与されている．右段：ミダゾラム初回投与前の脳波のスナップ画像．時定数 0.3 秒，高域遮断フィルタ 60 Hz での同側耳朶基準導出法による記録．

法であろう．患者のビデオ撮影のほかに，デジタル脳波計に記録者の声を直接録音する装置が組み込まれていてもよいように思う．

③そのほかの問題点：体動：意識障害患者が不穏な場合，体動を止めることは不可能である．薬剤を用いれば，本来の脳波波形が記録できない．我慢強く待って，体動の少ない記録をたとえ短時間でも記録するようにしたい．そうすれば，その部分のリフィルタリング，リモンタージュによって有意な所見を得ることができるかもしれない．体動がある部分の記録も，時定数を短くし増幅度を下げることによって，有意な所見が得られることがある（▶第1部 3-4. 小児：アドバンス 図3-6(p.41)）．

**2）判読時の工夫**

脳波判読には，異なった時点での記録を比較対照することが有用な場合が多い．紙書きの場合は，紙をたぐり寄せて2か所の脳波を引き比べることは容易に行えた．しかしデジタル脳波計ではそれができない．そこでデジタル脳波計で2か所の脳波を比較対照する工夫をいくつか紹介しておきたい．

①スナップ画像の利用（▶第1部 3-3. 意識障害患者：ベーシック 図3-3(p.38)）：図5-8の右半分はスナップ画像である．スナップ画像を用いると，ある処置を行ったとき，その前後の画像をディスプレイ上で比較することができる．図5-8では，右半分にミダゾラム初回投与前の脳波が描出されている．これは固定画像であって動かすことはできない．ミダゾラム初回投与前の典型的な脳波像をスナップ画像として取り込み，それが右半分に描出されている．左半分にはミダゾラム追加投与前後の脳波が描出されている．この画像は通常の判読と同様に時系列で動かしていくことができる．左の画像を動かしながら，右の画像と比較対照できる．これによっ

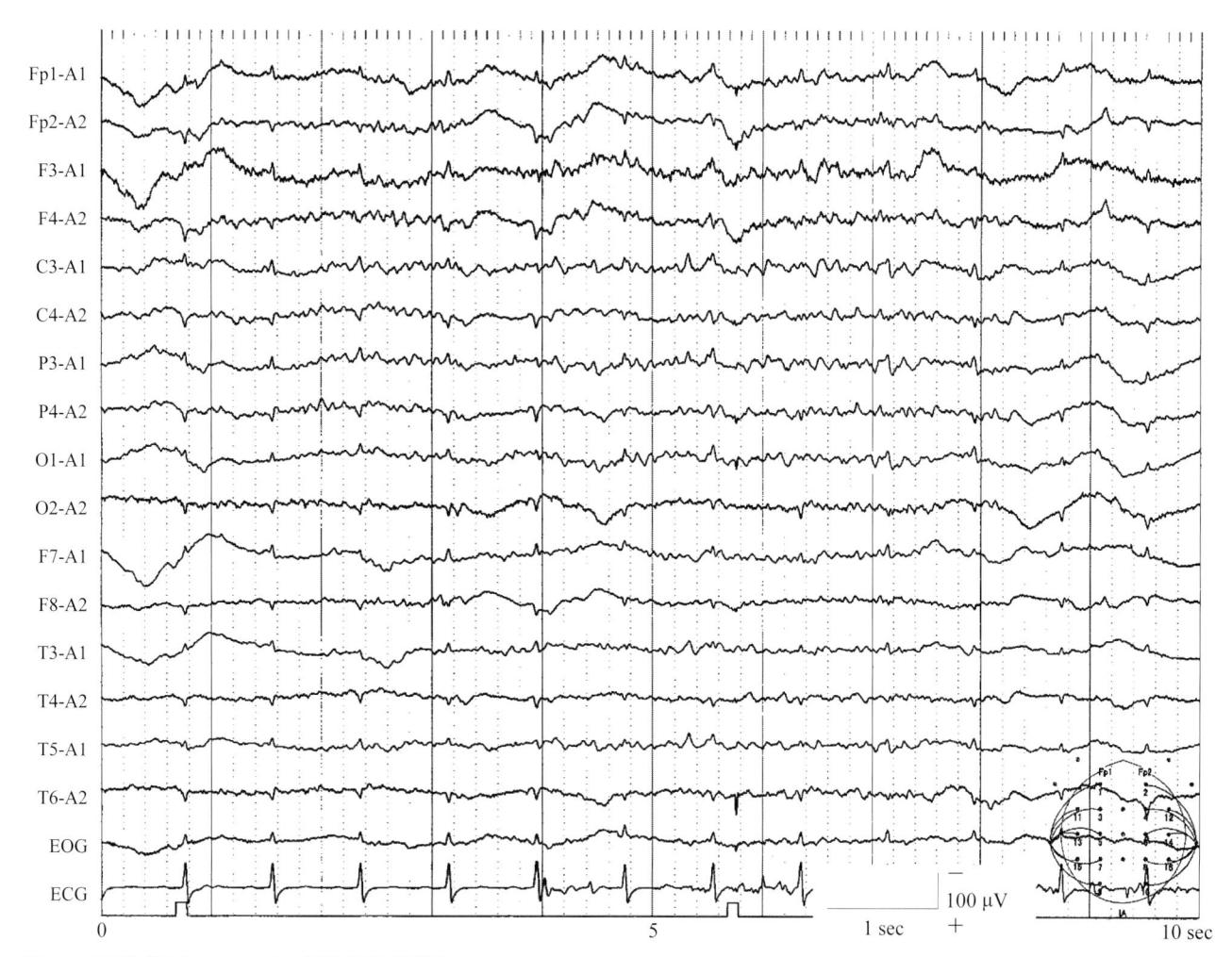

図 5-9　ミダゾラム 0.5 mg を 2 回投与後の脳波
α〜θ レンジの律動波が出現している．時定数 0.3 秒，高域遮断フィルタ 60 Hz での同側耳朶基準導出法による記録．

て，ミダゾラム静注前後の脳波をディスプレイ上で比較することが可能となる．
②イベント入力ボックスの利用：筆者は，紙書きの脳波を判読するとき，再度見直したい頁は紙の隅を折って印を付けていた．いくつかの頁の隅を折っておいて，脳波全体を概観したあと，折った頁を詳しく見直すという方法を採用していた．デジタル脳波ではこのような方法を用いることはできない．そこで，イベント入力ボックスを使用している．

　すでに述べたように，画面上で右クリックを行うと，図 5-10 のようなイベント入力ボックスがでてくる．ここにたとえば「1」と入力すると，矢印の①や②で示したように，イベントログ上に「1」という数字が入力される．イベントログ上で「1」をダブルクリックすると「1」と入力した時点の記録画面が表示される．①の「1」をダブルクリックすると①の時点の記録をみることができ，②の「1」をクリックすると②の時点の記録をみることができる．この方法も，異なった時点の記録を相互比較する方法として，あるいは，再度詳細に検討したい記録部分をただちに引き出す方法として便利である．
③画像の印刷：スナップ画像のソフトウェアが導入されていない機種では，比較の対照とする部分を印刷するのも一つの方法であろう．印刷した画像を対照として脳波変化を読み取るようにする．しかし，このためには，ペーパレスで判読している場合もプリンターの準備が必要となる．
④記録の 2 回起動：同じ脳波データを 2 回起動し，画面を切り替えて比較するのも一つの方法である．2 回目起動時，「選択された脳波ファイルは既に開かれています．…［読み取り専用］として再生しますか？」という問い合わせが 3 回でてくるが，いずれにも OK をクリックすることで 2 回目の起動が可能となる．

　スナップ画像のように同一画面上での比較は

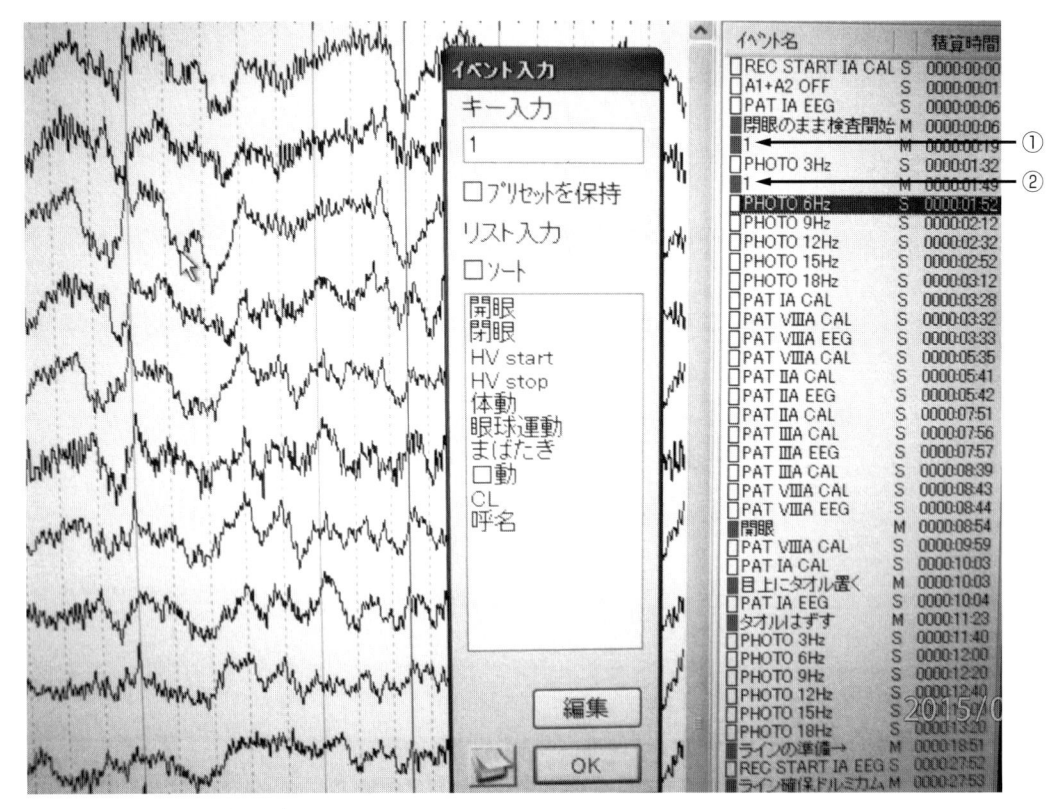

図5-10　イベント入力用ボックス

できないが，画面を切り替えることで比較検討が可能となる．

[臨床情報]

既往歴：高血圧で内服加療以外，特記すべきことなし．

現病歴：平成X年7月8日，前交通動脈瘤破裂によるくも膜下出血にてクリッピング術を施行された．左中大脳動脈にも未破裂動脈瘤がありコイル塞栓術を施行されている．術後，ミキサー食を介助にて摂取可能になったとして，さらなるリハビリ目的にて8月8日当院へ転院してきた．しかし，転院当初から覚醒レベルの変動が強くリハビリは思うように進展しなかった．このときは，呼名にて開眼し一定の会話が可能となる一方，自発的に開眼していても視線が合わず応答がないこともあった．このような状態が，日単位で動揺していた．

8月13日時点の脳波では，左前頭部優位にときどき中等振幅の間欠性徐波を認めるも，後頭部には律動性良好な8Hz α波を認めていた．このときの記録では，前半部はステージ2の睡眠で占められ，呼名では覚醒せず痛覚刺激でようやく覚醒させることができた．

9月1日に熱発をきたし意識レベルが低下，9月5日，頭部を後屈させ，左下肢と右上肢に振戦様の律動性筋収縮が出現した．右上肢の筋収縮は1分ほど続き自然に治まり，しばらくすると再び出現するということを何度か繰り返した．脳波にて，左前頭-前側頭部領域を中心に高振幅δ波が連続性に出現し，ときに鋭波が混入していた．てんかん発作を疑いホスフェニトインを投与したが，意識レベルの改善を認めることはなかった．頭部CTでは水頭症の悪化を認めた．意識レベル悪化の原因として，てんかんか水頭症か感染症によるものか，再評価を受けるために前病院の脳外科へ転院した．前病院では感染症の治療とともに水頭症の評価を受け，腰椎-腹腔シャント(L-Pシャント，シャント圧6 cmH₂O)を受けた．これによって意識レベルの改善ありとして10月中旬に当院へ戻ってきた．再転院時の意識レベルは強い刺激でようやく開眼する程度であったが，その後，次第に回復し少量の経口摂取が可能なレベルにまで改善した．

平成X+1年1月中旬，意識レベルが再度悪化，自発開眼していても視線が合わず発語を認めなくなった．1月21日の脳波にて，左側優

位に前頭-前中側頭部領域に持続性のδ波が出現し一部で鋭波を認めた．NCSEの可能性を疑い抗てんかん薬を増量した．2月4日にミダゾラム静注による脳波の反応性をテストした．

その後行ったMRIでは，拡散強調画像にて左島〜左弁蓋部領域に皮質に沿った軽度の高信号域を認めたが，手術によるアーチファクトの影響もあって，あまり明瞭な所見とはいえなかった．脳血流シンチグラム(IMP-SPECT)では，左側優位に両側前頭葉前部に灌流低下を認めたが，側頭部においては，右側に比し左側で灌流増加が示された．髄液検査では細胞数の増加なく髄膜炎は否定的であった．髄液圧は低く髄液の自然流出を認めなかった．抗てんかん薬を増量しながら経過観察していたが，その後も意識レベルの変動があり，テレビをみているようにみえるときもあったが，閉眼したまま呼名に全く反応しないこともあった．自発開眼しているときでも発語は認めなかった．そのほかまれに右上肢に律動性筋収縮が短時間出現することがあった．残念ながら意識レベルの改善はなく，自宅近くの病院へ転院して行った．

### 本事例に関するコメント

本事例がNCSEか否かの判断はむずかしく診断に苦慮している．臨床的には軽度の運動症状を認め，ベンゾジアゼピン系薬剤の静注後，脳波が改善したことから，NCSEの可能性は否定できないと思われる．MRIとSPECTの所見も弱いながら，その可能性を支持している．しかし，脳波は徐波が主体で通常の発作時脳波が示す進展パターンを認めず，鋭波の出現も少量を認めるにとどまった．てんかん焦点が側頭葉内側部や深部皮質に限局している場合，頭皮上脳波では明らかなてんかん型パターンがとらえられないことがある[1,2]．本例でもそのような機序が関与していたのかもしれない．ベンゾジアゼピン投与で脳波の改善を認めることが，NCSE診断の重要なステップであるが，代謝性脳症の三相波やCreutzfeldt-Jakob病の周期性同期放電(periodic synchronous discharges：PSD)も，ベンゾジアゼピンに反応して消失〜減弱する[3,4]．したがって，ベンゾジアゼピンに対する脳波上の反応性のみをもって，てんかん病態と断定することはできず，やはり臨床症状の改善を伴う必要があろう．

〈橋本修治〉

### 文献

1) Burneo JG, Knowlton RC, Gomez C et al.：Confirmation of nonconvulsive limbic status epilepticus with the sodium amytal test. Epilepsia 44：1122-1126, 2003.
2) Posner JB, Saper CB, Schiff ND, Plum F(太田富雄 監訳)：プラムとポスナーの混迷と昏睡．メディカル・サイエンス・インターナショナル，東京，84-85, 290-291, 2010.
3) Fountain NB, Waldman WA：Effects of benzodiazepines on triphasic waves. Implication for nonconvulsive status epilepticus. J Clin Neurophysiol 18：345-352, 2001.
4) 橋本修治，原田 譲：成人の臨床脳波判読の実際．臨床脳波 48：561-571, 2006.

# 第3部

# 脳波記録判読時に重要な補足事項

# 1 安全管理上の注意点

## 1-1 小児の脳波記録時の工夫・留意点

> **サマリーコメント**
>
> 小児では成人のようにベッド上仰臥位で20〜30分間安静を保持することがむずかしい場合が多い．特に乳幼児では安静保持自体が無理な注文なので，通常の手順通りに検査を遂行することよりも，様々な工夫をして検査を成立させることを第1目標にする．この場合の電極装着や検査中のアーチファクト対策，感度やフィルタなどの使い方や，判読時に注意する点について記載する．

### ■ 被検者と付き添い家族の不安や不快感を軽減させ安全に検査する環境作り

まず検査への第一関門は検査室へ入ってくれるかである．脳波検査室は蛍光灯ではなく白熱球設置の部屋が多く，閉鎖的な空間のため「暗さ」「狭さ」を感じて入室を怖がることが多い．特に幼児であればあらかじめ部屋の入口にアニメキャラクターの絵を貼っておいたり，子供が喜びそうなおもちゃで誘導したり，DVDが視聴できる環境などがあれば室内へと入室できる．検査中も寝返りをしたり，突然起き上がったりすることがあるため，ベッド柵やクッションなど転落防止策が必要であり，検者または付き添い者がすぐに駆け寄ることができる環境で検査を進める．

### ■ 電極装着時の工夫

頭皮上の銀皿電極は直径1cmのものが汎用されているが，この電極1個が記録する電位は周囲直径約3〜4cm（皮質領域6〜10 cm²）といわれている[1,2]．成人の頭囲（約60 cm）では電極間距離が6〜7 cmとなり電位の重複は少ないとされるが，乳幼児では成人に比べて頭囲が小さいため，通常の電極数を配置すると電極間距離が短くなり電場の重複をきたす（図1-1）．特に双極導出では電位差が小さくなり低電位記録となってしまう．このような場合は電極を間引きし電位の相殺を軽減する．ただし左右の対称性は保持しておく．正確な位置から移動してしまう際はその情報を記録内に収める．

電極装着時の電極インピーダンスは低く下げ揃えることが望ましいが，頭皮を無理やり擦過して眠っているのを起こしたり，嫌がって動いたり，泣き出したりすることを避けたいので，必ずしも低減にこだわらない．むしろ速やかに電極装着し検査を成立させることが優先される．

また，安静保持自体が困難な場合は，テープ，カット綿，弾力包帯，ネットなどを利用し

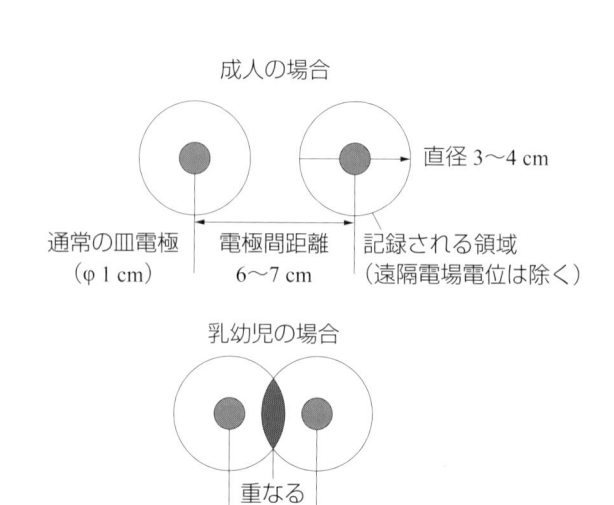

**図1-1** 皿電極の電位導出領域のモデル
（文献3より引用）

て電極を固定しておくとよい．リード線は手が届かない背中のほうにテープで固定すると引っ張られることがない．さらに電極を固定することで体動や抱っこ時の揺れなどによるアーチファクトが軽減される．

### 賦活効果の確認

小児では光刺激，過呼吸などの賦活が成人と同様に行えないこともある．光刺激の照射に驚いたり，興味を示してストロボスコープを触ろうとしたりするので，「気をつけして目をつむってたらきれいな光がピカピカするよ〜」など声をかけ，数秒間の安静を誘導し，照射時間が1秒でも長く有効に働くよう工夫するとよい．過呼吸賦活も成人のように3分間の過換気を継続することはむずかしい．閉眼で行うことは諦め，開眼状態で風車を吹かせるなどして目的とする異常波を誘発するまで，もしくはビルドアップなど生理的徐波化を得るまで，「あと10回」と目標を与えたり，一緒に「フーッ，フーッ」と声かけしたりすると十分な賦活効果が得られやすい．

### アーチファクトの対応と脳波計の機器性能有効利用

乳幼児では仰臥位での安静保持が困難なため，母親に抱っこされて揺れながら，哺乳しながら，本を読みながらなど体動による基線の上下変動や筋電図など種々のアーチファクトが多量に混入しやすい条件下での検査となることが多い．アーチファクトは除去する努力が必要だが，背景活動や目的とする波形に影響を及ぼさない周波数，振幅を考慮し，フィルタや感度，掃引速度などを変更することで，故意に歪ませて本来の脳波をみやすくする工夫ができる．そのため脳波計に設定されている入力箱のフィルタ構成，コントロールパネル上の操作ボタンの意義など基本的な機器仕様を理解し，判読者が必要な波形と不必要な波形を適正に判別できるように記録することが望まれる．

#### 1）感度の利用

新生児期には成人と同様の感度（10 μV/mm）で記録，判読可能だが，乳幼児期〜小児期には脳機能の発達とともに一時的に脳波が高振幅化し，ディスプレイ上の波形が入り乱れ，識別や評価が困難になることがある．特に睡眠期や過呼吸賦活による徐波化では，生理的な成分も異常波も判別しがたいほどになる．そのため感度を 20 μV/mm や 30 μV/mm へと変更し，少なくとも覚醒か睡眠か，生理的成分か異常波かなど検者自身が把握しながら記録を進めるべきである（図 1-2）．この際，感度変更がわかりやすいように較正波形を描いたり，1/2感度記録などのイベント入力を残しておくと判読者が気づきやすい．

#### 2）フィルタの利用

ここでは入力箱内での処理ではなく，検者が操作するコントロールパネル上，または参照時に操作するディスプレイ上のボタンが示すフィルタについて記載する．

まず高周波遮断フィルタであるが，おもに筋電図など周波数が速い成分の混入を軽減する効果が得られる．小児では自発運動による四肢由来の不定期のもの，哺乳による周期的なもの，瞬きによるものなど様々な種類の筋電図が混入しやすい．これらはえてして高振幅であり，混入する頻度も多いため，脳波の視察判定を困難にする．このようなとき，まずは双極導出や基準電極の選択など導出法応用で軽減する方法を試みるが，それでも波形判読が困難な場合は，高周波遮断フィルタを低く変更することで，筋電図を軽減することができる．フィルタは設定周波数成分が本来の入力信号の約30%程度減衰されて描出される数値であり，完全に除去するわけではない．観察上は波形の周波数が目減りし，先端の尖り具合が鈍くなり，筋電図に埋もれていた脳波がみえやすくなる一方で，本来は筋電図だった成分が脳波としてのβ波や，棘波のように観察されることもある．安易に筋電図を軽減するためではなく，「周波数の低い成分を確認するために不必要な高周波成分を一時的に軽減する」という目的で使用する．

反対に低周波遮断フィルタであるが，これは脳波計の仕様上，時定数として表示されている．周波数の低い帯域の成分が入力されてから約37%に減衰されるまでの時間を示す．このフィルタも設定によりどの周波数帯域が減衰されるのか，どの帯域なら影響を受けないのか使い分けが必要である．時定数を低くすればする

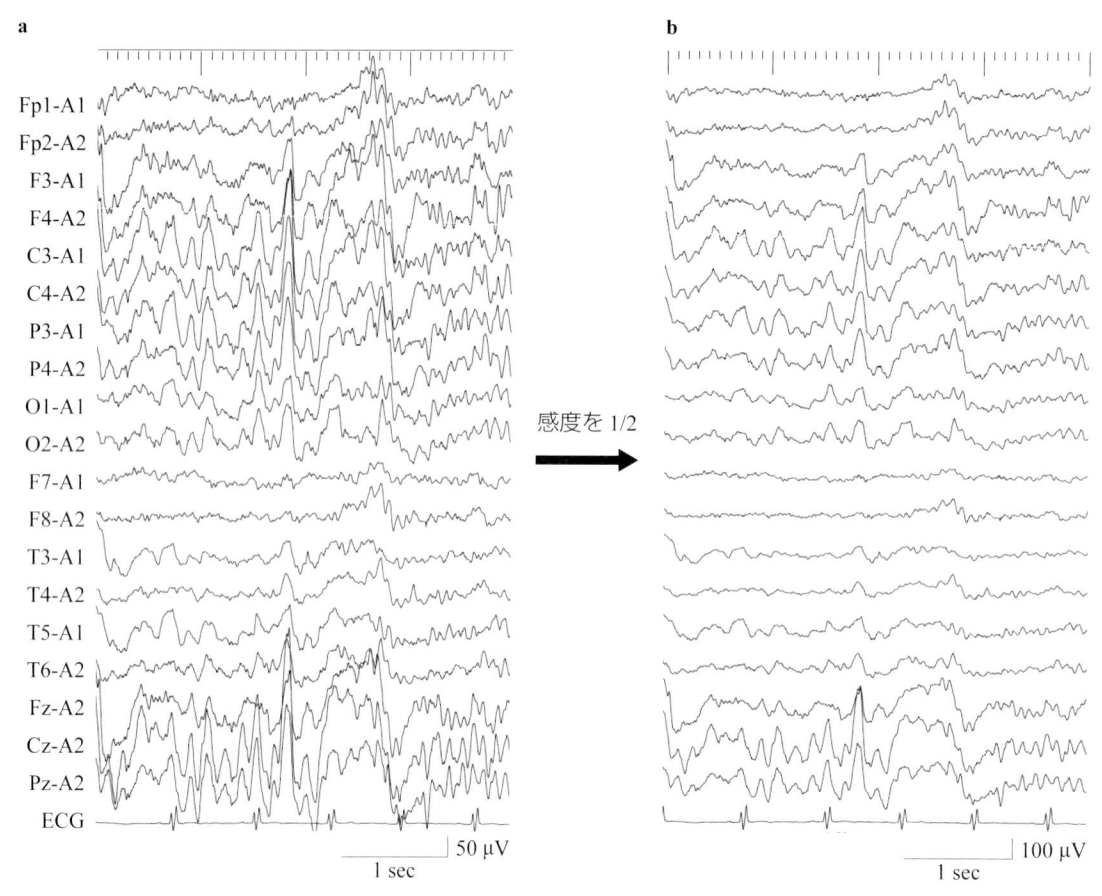

図 1-2　感度変更
9 歳男児睡眠記録．50 μV/5 mm を 1/2 感度（100 μV/5 mm）へ変更すると v-wave や spindle が判別しやすくなる．検査者は被検者が眠っている様子で，波形から睡眠脳波が考えられるならば，通常感度と 1/2 感度を記録し判読者に睡眠脳波の波形である可能性を想起させるとよい．

ほど低周波帯域の成分が減衰され，呼吸や発汗による基線の揺れが平坦になり，一見すっきりとしてみやすい記録になるが，徐波成分がみえなくなっているリスクがある．小児は生理的に徐波成分を多く含むため，安易な時定数変更は要注意である．特にδ帯域成分は時定数を 0.3 秒から 0.1 秒に変更すると影響を受ける周波数帯域が 0.53 Hz から 1.6 Hz へと範囲拡大し，0.03 秒では 5.3 Hz とθ帯域にまで影響が及ぶ．目的とする区間でフィルタの影響を受けなければどのような波形だったのかを再確認しながら記録・判読を進める必要がある．

### 3）感度とフィルタの併用利用

感度とフィルタ変更を組み合わせて，抽出したい波形成分を浮き立たせることができる．乳幼児では高振幅の徐波成分が多いため低振幅のα，β帯域成分が視認しにくい．これらの成分を視認しやすくするためにあえて時定数 0.1 秒や 0.03 秒とし，徐波成分を矮小化させ，感度を上げることにより見出すこともできる．生理的成分としての低振幅速波の左右差，てんかん発作起始における低振幅律動波などを強調することも可能となる．

感度，フィルタ，掃引速度などデジタル脳波計の機能のメリット，デメリットを理解すると，みたい波形，みせたい波形を簡潔に表現させることが可能となり，記録判読時に駆使することで脳波からの情報がより多くなると期待される．ただし，アーチファクト対策の基本は，検査中に軽減する技術および，アーチファクトを判別する判読スキルの向上であり，機器仕様で退避するのは最終手段である．

〈酒田あゆみ〉

### 文献

1) Hashiguchi K, Morioka T, Yoshida F, et al.：Correlation between scalp-recorded electroencephalographic and electrocorticographic activities during ictal period. *Seizure* 16：238-247, 2007.
2) Tao JX, Ray A, Hawes-Ebersole S, et al.：Intracranial EEG substrates of scalp EEG interictal spikes. *Epilepsia* 46：669-676, 2005.
3) 原田　譲：脳波検査の進め方. *Med Technol* 30：1085-1091, 2002.

## 1-2 発作時の注意点

### サマリーコメント

脳波検査時には，てんかん発作，非てんかん性発作，不随意運動など，脳波判読だけでなく，患者の状態を観察することが必要な場面に遭遇する．それらが急を要する状態か否かを的確に判断しつつ，真のけいれん発作であった場合への対応も同時に行わなければならない．検査中のけいれん発作で生じる危険性には，咬舌，転落，打撲などの外傷，誤嚥，発作時不整脈などがある．脳波検査を行うにあたっては，発作を起こしても安全が確保できるような環境をあらかじめ整え，てんかん発作にはどのような種類のものがあるのか，あるいはてんかん発作以外に生じる発作性イベントにはどのようなものがあるかの知識を事前に習得し，発作を生じてもあわてない心の準備をしておく必要がある．

### 発作を生じても安全を確保できる環境作り

ベッドからの転倒を避けるためにベッドの片側を壁につけてベッドを設置する．長時間脳波モニタ時のように，すぐには患者の元に行くことができない環境や，ベッド幅が狭い環境においては，転落をふせぐためにベッド柵を設ける必要がある．柵の種類によっては柵の間に大きな隙間ができるので，隙間に身体が挟まらないように柵と柵の間にカバーをつけたり，布団で柵を覆ったりしておく．発作時や発作後朦朧時に外傷を負わないように，角のあるものはベッド周辺には置かない．取り外せないものがある場合には，角をタオルや布団など柔らかい布でカバーしておく．意識や運動が保たれている部分発作を生じた場合に，できるだけ早く発作を知らせてもらえるようにナースコールを患者にもたせておく．全般発作あるいは二次性全般化発作でけいれんを生じる場合には呼吸抑制を生じ，唾液の貯留を伴うので，酸素飽和度測定器や吸引器，酸素投与ができる機器を準備しておくことが望ましい．また発作を生じたときに応援を頼めるように，声かけできるスタッフが近くにいるか，PHSを携帯するなど発作に対応しつつ応援を頼めるような環境をつくっておく必要がある．

### 発作時の注意点

呼吸停止や窒息による顔色の変化を観察し，酸素飽和度の低下がないかを確認しつつ，酸素投与と吸引の準備をする．唾液や嘔吐物の誤嚥をさけるために体位を横向きにする．口のなかに無理にタオルやバイトブロックを入れようとすると指を嚙まれたり，窒息させたりして危険である．口の周りを触るときは唾液をふき取る程度にする．処置をするために応援を頼むことは必要だが，多人数で患者を囲んだり，上から覗き込んだりすると患者の恐怖心をあおってしまうので，なるべく患者の目線より低い位置で観察したり処置したりするようにする．また，酸素マスクを無理やりつけようとしたり，静脈を確保しようと腕を押さえつけたりして患者の動きを無理に制止しようとすると，かえって患者の不穏を増長させ，患者だけでなく医療従事者に外傷を生じさせることにつながる．ビデオ脳波カメラで同時記録をしているときには，動画記録の邪魔にならないようカメラの位置に留意する．たいていの発作は数分以内に終息するのであわてる必要はない．2分以上の発作，あるいは何度も発作を繰り返す場合は，発作重積だけでなく，心因性非てんかん性発作や不随意運動の可能性も考える．てんかん発作重積と確定できない場合は，むやみに抗てんかん薬や鎮静薬の投与は行わない．てんかん発作重積時は安全に静脈が確保できる場合はジアゼパムの少量投与・漸増を行うが，この時呼吸抑制に注意する．てんかん発作重積時の薬物治療の詳細に関してはここでは述べない．発作後の意識混濁状態では患者は脳波をはずしてしまおうとすることがあるが，これを防ごうとして無理に患者を押さえつけてしまわないようにする．患者がベッドから降りたり，歩き回ったりしようとす

表1-1 発作時の対応

### 行うべきこと

- 急を要する状態か判断する
- 応援者をよぶ，あるいは連絡する
- 酸素飽和度，脈拍など生体情報の計測
- 顔色，意識状態，誤嚥していないかの確認
- 口腔内唾液の誤嚥を防ぐための唾液のふき取りや横向体位
- 患者が嫌がらなければ口腔内吸引，酸素投与
- 発作症候の観察
- 意識や記憶の有無を確認するためのタスク

### 行ってはいけないこと

- 無理やり口の中にタオル，指や吸引チューブを入れる
- 無理やり酸素マスクをつけようとする
- 無理やり静脈を確保しようとする
- 患者の動きを無理やりおさえつける
- 多人数で高い位置から患者を囲む
- ビデオ脳波の動画撮影を邪魔する

表1-2 長時間ビデオ脳波記録時の患者への説明

①発作を含め脳波・症状を長時間観察する必要性
②ビデオで顔面を含めた発作の症状を記録する必要性（個人情報）
③あらかじめ静脈ルートを確保する必要性
④複数の発作の観察が必要な場合がある
⑤抗てんかん薬の減量が必要になる場合がある
⑥抗てんかん薬減薬により大きな発作を生じる可能性がある
⑦抗てんかん薬の減量により精神的な変化が出てくる可能性がある
⑧発作で外傷を生じ得る
⑨長時間の記録のため電極ペーストで皮膚がかぶれることがある
⑩発作前兆があるときはナースコールを押して知らせる
⑪自覚的に発作がわかったときは時間をメモしておく
⑫脳波記録中は行動が制限されるが，耐えきれなくなったときは中止できる

ることも無理に制止せず，ある程度自由に行動させて覚醒してくるのを待つ．表1-1 に注意点をまとめた．

### 発作に対する知識

発作に冷静に接するためには，発作に対する知識をもっておくことが必要である．冷静に発作を観察することは，てんかん診断に有用なばかりでなく，発作に対し安全に対処するための礎となる．てんかん症候診断の詳細に関してはここでは述べないが，最低でも，発作時にペンの色を覚えさせたり簡単な計算の答えを覚えさせたりして，意識や記憶の有無を確認したり，けいれんがどの部位から始まり，どのように進展していったか，頭部の回旋や眼球の偏倚がどのタイミングで起こったか，といった症候を観察する必要がある．また，てんかんの鑑別のために脳波検査する患者には少なからず心因性非てんかん性発作が混在することを知っておく必要がある．心因性非てんかん性発作とてんかん性発作の鑑別の詳細についてもここでは述べないが，前述したように 2 分以上続く発作や，何度もけいれん発作を繰り返す場合は心因性非てんかん性発作の可能性が高いことを知ってお

く．意識が保たれているのに発作を繰り返す場合は不随意運動の可能性もある．脳波判読においては筋電図や動きのアーチファクトをてんかん性放電と間違えないようにして，背景優位律動の有無を確認する．

### 長時間ビデオ脳波モニタリング時の準備

発作に気づくために，常にだれかがビデオ脳波モニタを監視していることが理想であるが，看護師や技師が四六時中監視できない場合や付き添いの人がいない場合は，生体情報モニタあるいは酸素飽和度モニタで常時，心拍数変化や酸素飽和度を把握しておく．ナースステーションや技師室からビデオ脳波モニタをみることのできる遠隔モニタの設備，脳波上の発作発生を知らせる脳波計の発作検出プログラムの活用なども考慮する．事前に看護師への注意喚起やてんかん発作に対する教育を行っておくことは必須である．発作の出現する確率が高い検査であるので，患者にもあらかじめ検査の必要性や検査の実際の様子を説明し，インフォームド・コンセントを得ておく必要がある（表1-2）．

〈重藤寛史〉

# 2 デジタル脳波判読時の思考過程

### サマリーコメント

脳波判読手順に関しては，図 2-1 に示した（詳しくは▶第1部 2-1. 総論（p.19））．この節では，判読医がどう考えながら，脳波を読み進めているのかを概説する．大切なことは，先に臨床症状あるいは診断を知ってから判読すると，先入観から所見を見誤ることがあるので，最小限の情報"性と年齢"のみで判読することをお勧めする．

## ステップ1

### 1）優位律動

判読医が脳波の背景活動として先ず注目するのは，優位律動である．優位律動とは脳波のすべての背景活動を構成する各種の周波数成分のうち，いちばん時間的に多く出現している周波数成分である．健常成人の安静覚醒閉眼時では，通常後頭部優位に出現するα波が優位律動となる．優位律動は脳機能，特に皮質の機能を表すので，きちんと評価しなければならない．その周波数（Hz），振幅（μV），分布，左右差の有無，出現量，刺激（開閉眼）や各種賦活法による変動性を注意深く観察する．正常成人（25〜65歳）では，9〜11 Hz のα波が後頭部優位に出現し，開眼，光，音刺激などで抑制される．周波数の変動は1 Hz以内で，それを超す

と不規則で非律動的にみえる．この時，組織化が不良という．

### 2）優位律動の分析

基準電極導出での O1，O2 のチャンネルに目をつける（図 2-2）．この際，閉眼状態で覚醒度が高いと考えられる頁での優位律動をチェックする．1頁目でα波がみられない場合は，病的な意識障害か正常であればウトウト状態なので，開閉眼をさせた頁でα波の性質を検討する．つまり，脳波を1頁目から順を追って時系列的に読み進めて行く必要はない．優位律動の評価を最初に行うことが肝要である．α波の周波数が遅いことは，脳機能低下を示唆する．α波は，正常では後頭側頭部（T5，T6）および頭頂部（P3，P4）にかけて分布する（図 2-3）．脳機能が低下すると中側頭部（T3，T4）および中心部（C3，C4）まで拡がる．基準電極導出では耳

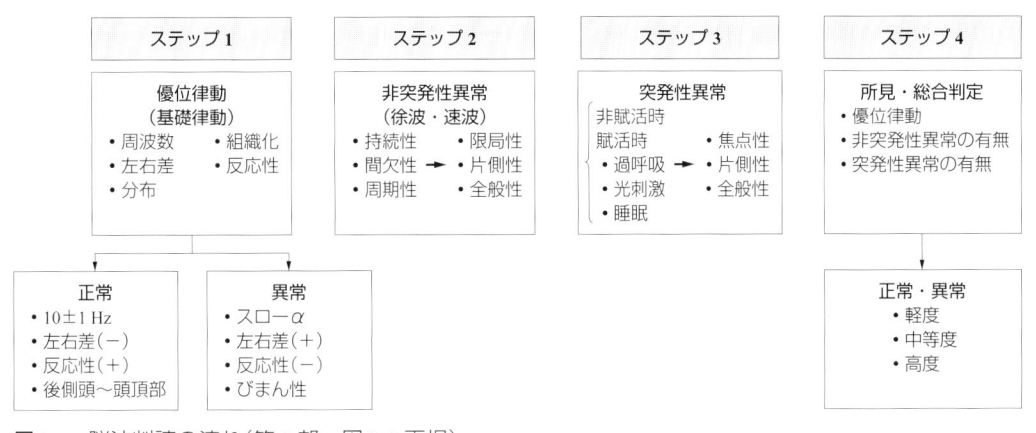

図 2-1 脳波判読の流れ（第1部 図 2-1 再掲）

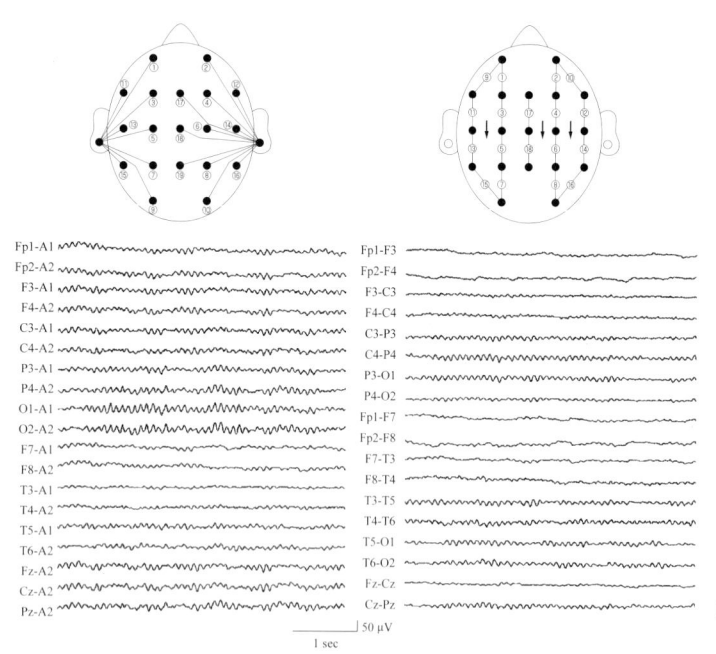

図 2-2 優位律動の頭皮上分布（第 1 部　図 2-2 再掲）

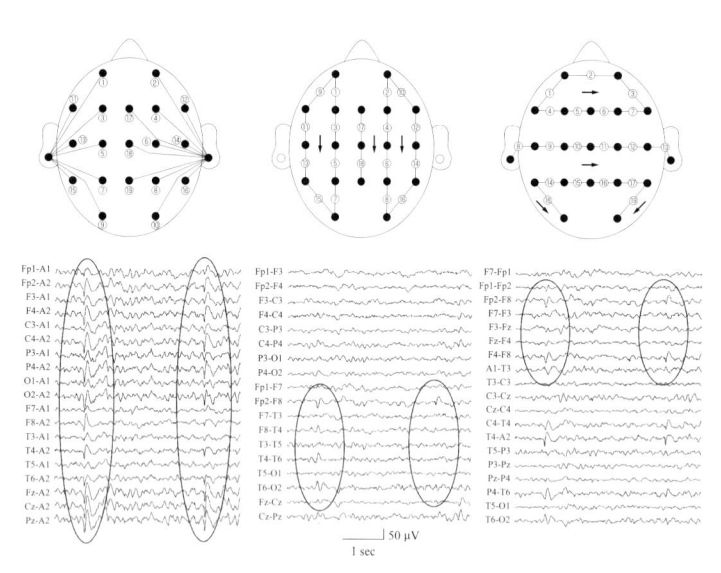

図 2-3 てんかん棘波による耳朶の活性化（第 1 部　図 2-3 再掲）

朶の活性化が起こるので，必ず双極導出で分布を評価する．正常人でも右後頭部のα波が左よりも振幅が大きい傾向にある．しかし，振幅の左右差が 50% 以上あれば，病的である．周波数の左右差もチェックする必要があり，遅いほうが機能低下を意味する．開眼，光，音刺激などで抑制されるが，脳機能低下（認知症など）がある場合は，反応性が減弱する．

■ ステップ 2

1) 非突発性異常

徐波は，その形態（不規則性，非律動性，多形性 vs 規則性，律動性，単調性）および出現頻度（持続的 vs 間欠的）によりカテゴリー化される．広汎性に出現する不規則徐波は，半球性の白質および皮質を含む大きな病変で観察される．徐波やその群発は非突発性異常であり，てんかん原性ではない．

2) 代表的徐波

前頭部間欠律動性δ活動（frontal intermittent rhythmic delta activity：FIRDA）は両側同期性の律動性活動である．皮質および皮質下灰白質の病変がおもな原因であるとされている．局所性に白質ないし皮質が障害された場合には持続性多形性δ活動（persistent polymorphous delta activity：PPDA）が出現する．PPDA は局所性脳病変のマーカーであり，視床から皮質への求心性入力が絶たれることが原因と考えられている．MRI などの画像でも病変が検出される．局所

a　てんかん原性(−)

シータ(θ)群発　　デルタ(δ)群発　　不規則デルタ(δ)

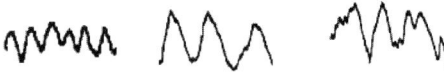

b　てんかん原性(+)

棘波　　3 Hz 棘徐波結合　　鋭徐波結合

鋭波　　不規則棘徐波結合　　多棘徐波結合

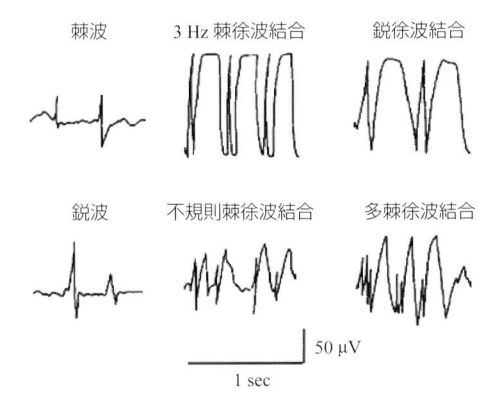

50 μV
1 sec

図 2-4　おもな異常波の種類(模式図)(第1部　図2-4 再掲)

性徐波はその振幅,周波数,出現の持続性,刺激に対する反応性が障害程度を表す指標となる.持続性徐波は重度脳障害を,間欠的徐波は皮質下を軽度の脳障害を示唆する.開眼,光,音刺激などに反応性がない徐波は反応性のあるものに比べより障害が強い.

## ステップ3

### 1)突発波

突発波とは,背景活動に含まれるα波などとは,形,周波数,振幅などの点で区別される一過性の波形で,棘波(spike),鋭波(sharp wave),棘徐波結合(spike and wave complexes),徐波バースト(slow burst)などを指す(図 2-4).棘波は持続が20〜70 msec,鋭波は70〜200 msecであり,持続時間により定義されているが,生理的意義はどちらも易興奮性の状態,すなわち,てんかん原性である可能性を示唆する.

### 2)周期性パターン

Creutzfeldt-Jakob 病や亜急性硬化性全脳脳炎では,周期的脳波異常を呈する.広汎な皮質興奮性の増大とそれに続く皮質下で発生する抑制が周期性パターンの原因であるとされている.周期性一側てんかん性発射(periodic lateralized epileptiform discharges:PLEDs)は一側性に同期的に出現する高振幅複合波で,ヘルペス脳炎に特異的といわれるが,重篤な急性脳血管障害でもみられる.

## ステップ4

### 1)所見

優位律動を含む背景活動の所見を記載する.その後,光刺激,過呼吸による変化,発作波の出現の有無を書く.最後に異常の程度を判定する.脳波所見のサンプル(64歳,男性)を以下に示す.

- 背景活動:優位律動は 8〜9 Hz の中等振幅のα波で,左のほうが右に比べて出現は不良である.開眼により抑制されるが,組織化は不良である.左前側頭部に PPDA を認める.記録の10%程度に睡眠脳波がみられ,頭蓋頂鋭波および紡錘波が出現することから睡眠2期である.
- 光刺激:光駆動はないが,優位律動は抑制される.PPDA は抑制されない.
- 過呼吸:明らかな徐波化は認められない.PPDA は増強される傾向を認めた.
- 突発性異常:しばしば左前側頭部(F7)に鋭波が出現する.
- 判定:中等度異常覚醒および軽睡眠脳波
- 臨床との相関:左半球の機能低下が示唆される.また,左前側頭部に占拠性病変があり,部分発作(二次性全般化)の可能性がある.

### 2)総合判定

脳波所見から病態生理の鑑別診断を行ったのちに,臨床所見と対比する.

- 軽度異常(mildly abnormal):背景脳波または優位律動が軽度に異常である場合をいう.健康人でもこの位の異常は20%位にあり得る.
- 中等度異常(moderately abnormal):軽度または高度異常を除いた異常脳波である.脳波所見と臨床症状に明らかな相関が認められる.
- 高度異常(markedly abnormal):正常の背景脳波または優位律動が全くみられないか,著明な異常波がある場合を指す.

〈飛松省三〉

### 参考文献

飛松省三:ミニ知識:脳波判読のポイント.http://www.med.kyushu-u.ac.jp/neurophy/

## デジタル脳波記録機器スペック一覧

| | | 脳波計 A | 脳波計 B |
|---|---|---|---|
| | 発売開始時期 | 2012 年 2 月 | 2005 年 9 月 |
| 構成 | | | |
| | ペーパレスもしくは紙書き | ペーパレス | ペーパレス(専用プリンターを使うことで紙書きも可能) |
| | ポータブルもしくは据え置き型 | 据え置き型 | ポータブル,据え置き型兼用 |
| 入力部 | | | |
| | 最大入力端子数 | 脳波等 AC 入力端子 25<br>バイポーラ端子 7 ペア<br>$SpO_2$ 端子 1<br>$CO_2$ 端子 1<br>DC 入力端子 4 | 脳波等 AC 入力端子 40<br>DC 入力端子 2<br>$SpO_2$ 端子 1(オプション) |
| | 多入力電極接続箱使用 | ○ | — |
| | 入力箱ケーブルの LAN での延長 | ○(オプション) | ○(オプション) |
| | 入力抵抗 | 100 MΩ(多入力 200 MΩ) | 10 MΩ 以上 |
| | 弁別比 | 105 dB(多入力 110 dB) | 100 dB |
| | A/D 分解能 | 16 bit | 16 bit |
| | サンプリング周波数 | 1000,500,200,100 Hz<br>(多入力電極接続箱使用時:10,5,2,1 kHz) | 取り込み時に最大 800 Hz<br>(保存時に 200 Hz,400 Hz のいずれかを選択) |
| | 睡眠ポリグラフ検査対応 | — | — |
| データ処理部 | | | |
| | 操作パネル | ○(オプション) | — |
| | 感度 | OFF,1〜200 µV/mm | 1〜2500 µV/mm の 17 段階切替<br>または 25〜10000 µV/P-P の 17 段階切替 |
| | 高域フィルタ | 15 Hz〜300 Hz<br>(多入力時:15〜3 kHz) | None〜100 Hz までの 7 段階切替 |
| | 時定数 | 0.001,0.003,0.03,0.1,0.3,0.6,1.0,2.0,5.0,10.0 秒 | None,0.1,0.3,0.5,0.53,1.0,1.59,3.0,10.0,25.0 Hz<br>(周波数表示) |
| | 筋電図フィルタ | 50 Hz Rapid | — |
| | 心電図フィルタ | — | — |
| | リファレンス | OFF,A1→A2,A1←A2,A1⇔A2,A1+A2,AV,Aav,Vx,SD,BN,Org | A1→A2,A1←A2,A1⇔A2,A1+A2,AV,SD(ラプラシアン),REF |
| | パターン登録数 | 36 種類 | 無制限(HD 残量による) |
| | システムリファレンスの設定電極 | C3/C4 | 任意に設定可能<br>(リファレンス電極は独立した任意の 1 チャネル) |
| 表示部 | | | |
| | ディスプレイ | 17,19,21 インチ | 24 インチシングルまたは 22 インチデュアル |
| | 最大解像度 | 1600×1200 dpi(20.1 インチの場合) | 1920×1200 dpi(24 インチの場合) |
| | デュアルディスプレイ対応 | ○(オプション) | ○ |
| | 最大表示チャネル数 | 64 チャネル(多入力時:250 チャネル) | 40 チャネル以上(上限なし) |
| | 患者映像の表示 | ○(オプション) | ○ |
| | DSA 表示 | ○ | ○(オプション) |
| | 再生時の 3D 電位マップ | ○ | — |
| | リアルタイム(脳波計測中)の周波数マップ | ○ | — |
| | 再生時の周波数マップ | ○ | ○ |
| | 再生時の周波数スペクトル表示 | ○ | ○標準ソフト |
| | モンタージュの頭図表示 | ○ | ○ |
| | EEG スケール表示 | ○ | ○ |
| | 測定ナビゲーション | ○ | ○ |
| | 電極名表示切替 | ○ | ○ |
| 記録部 | | | |
| | 記録チャネル数 | — | 紙書き可能チャネル数<br>紙幅 245 mm の場合,約 20 チャネル<br>紙幅 345 mm の場合,約 30 チャネル<br>(デジタル保存は 40 チャネル以上,上限なし) |
| | 記録紙幅 | — | 245 mm,320 mm,345 mm,最大 400 mm |
| | 紙送り速度 | — | 波形の画面表示に依存 |
| | アナログ出力端子 | 32 チャネル(オプション) | — |
| | プリンタ | A4/A3 モノクロレーザ(オプション) | ○ |
| ファイリング | | | |
| | 標準保存媒体 | HDD<br>CD-R/RW ディスク<br>DVD-R/RW ディスク | HDD,CD(各種),DVD(各種) |
| | オプション保存媒体 | DVD-RAM ディスク | 外付け HDD,NAS |
| その他 | | | |
| | オプション解析プログラム | 脳波検査支援プログラム QP-150A<br>脳波トレンドプログラム QP-160A<br>脳波検査プログラム FOCUS QP-211A<br>スパイク検出プログラム QP-251A<br>脳波レポートプログラム QP-270A<br>※脳波マッピング機能は標準 | 周波数マッピング(標準ソフト)<br>電位マッピング(標準ソフト)<br>部分波形周波数・電位解析(標準ソフト)<br>aEEG トレンド解析<br>DSA 解析等 |
| | 参照用ディスクの作成 | ○ | ○ |
| | 過呼吸ユニットのフレーズ録音 | ○(オプション) | — |
| | 過呼吸ユニットのインタホーン機能 | ○(オプション) | — |
| | 安全性 | クラス I,BF | クラス I,BF |
| | 電源入力 | 750 VA 以下 | 80 VA 以下 |
| | 寸法(cm) | 79.1 W×130.7 H×87.8 D cm | 54.6 W×89.0 H×59.7 D cm |
| | 質量 | 約 97 kg | 約 55 kg |

| | 脳波計 C |
|---|---|
| 発売開始時期 | 2011 年 7 月 |
| **構成** | |
| ペーパレスもしくは紙書き | ペーパレス |
| ポータブルもしくは据え置き型 | ポータブル，据え置き型兼用 |
| **入力部** | |
| 最大入力端子数 | 脳波等 AC 入力端子 32<br>DC 入力端子 12 |
| 多入力電極接続箱使用 | ○ |
| 入力箱ケーブルの LAN での延長 | ○ |
| 入力抵抗 | 100 MΩ 以上 |
| 弁別比 | 115 dB 以上 |
| A/D 分解能 | 16 bit（165 stored） |
| サンプリング周波数 | 2000，1000，500，200，100 Hz |
| 睡眠ポリグラフ検査対応 | ○（オプション） |
| **データ処理部** | |
| 操作パネル | — |
| 感度 | 10～5000 µV/cm，1～500 µV/mm |
| 高域フィルタ | 15～100 Hz |
| 時定数 | 0.02，0.03，0.05，0.10，0.30，0，32，0.53，1，1.60，10 秒 |
| 筋電図フィルタ | — |
| 心電図フィルタ | — |
| リファレンス | 任意に表示可能 |
| パターン登録数 | 無制限（HD 残量による） |
| システムリファレンスの設定電極 | 固定の 1 チャネル |
| **表示部** | |
| ディスプレイ | 15 インチ LCD 以上 |
| 最大解像度 | 1024×768 dpi 以上 |
| デュアルディスプレイ対応 | ○（未推奨） |
| 最大表示チャネル数 | 128 チャネル |
| 患者映像の表示 | ○ |
| DSA 表示 | ○ |
| 再生時の 3D 電位マップ | — |
| リアルタイム（脳波計測中）の周波数マップ | — |
| 再生時の周波数マップ | ○ |
| 再生時の周波数スペクトル表示 | ○ |
| モンタージュの頭図表示 | ○ |
| EEG スケール表示 | ○ |
| 測定ナビゲーション | — |
| 電極名表示切替 | ○ |
| **記録部** | |
| 記録チャネル数 | — |
| 記録紙幅 | — |
| 紙送り速度 | — |
| アナログ出力端子 | — |
| プリンタ | — |
| **ファイリング** | |
| 標準保存媒体 | HDD，CD，DVD |
| オプション保存媒体 | 記録媒体全般 |
| **その他** | |
| オプション解析プログラム | トレンド<br>ドレインマッピング<br>スパイク＆シージャー<br>バーストサプレッション |
| 参照用ディスクの作成 | ○ |
| 過呼吸ユニットのフレーズ録音 | — |
| 過呼吸ユニットのインタホーン機能 | — |
| 安全性 | クラス I，BF |
| 電源入力 | 595 VA 以下 |
| 寸法（cm） | 84 W×76 H×53 D cm（カート寸法） |
| 質量 | ポータブルタイプ約 46 kg<br>デスクトップタイプ約 53 kg |

〈文室知之，寺田清人〉

# 索引

## 和文索引

### ❖ あ

アース　15
アーチファクト　52, 79, 91
アーチファクト対策　4
アナログ脳波　19
アナログフィルタ　12
安全確保　93
アンチエイリアシングフィルタ　15

### ❖ い

意識障害患者　37
意識水準　4
異常波の種類　22
位相逆転　7, 24, 53
イベント入力ボックス　83, 85
インピーダンス　15
インピーダンスチェック　52
インフォームド・コンセント　94

### ❖ う・お

ウィケット棘波　57
埋め込み型除細動器　36
埋め込み型電気刺激装置　36
横列双極導出　24

### ❖ か

覚醒刺激　81
覚醒度　21
カッパ波　45, 57
カッパ律動　45, 57
眼球運動　12, 15, 63
環境作り　93
観察　93
監視　94
患者登録事項　42
感度　90, 92
感度変更　92

### ❖ き

基準電極
基準電極導出（法）　8, 19, 95
基準電極導出モンタージュ　5, 53
基準電極の活性化　6
基準導出法　23
基準誘導　4
基線の動揺　13
基礎律動　4, 19
局在の決定　8
棘波　66, 69
記録時間　17
記録時の表示条件　16
記録条件　50
筋電図　52, 67
筋電図アーチファクト　29

### ❖ け・こ

傾眠器　64
高域遮断フィルタ　12, 17, 51, 61, 67
較正記録　4, 52, 61
較正波形　15, 61
後頭部間欠性律動性δ活動　22
後頭部優位律動　63
交流雑音　67
交流除去フィルタ　61, 67
交流信号　52
高齢者　45, 57
呼吸運動によるアーチファクト　61
呼吸曲線　15
個人情報の保護　31

### ❖ さ・し

三相波　87
サンプリング周波数　15, 51
ジアゼパム投与　38
事象関連電位　12

### ❖ す・せ

システムリファレンス　4, 15, 23, 50
システムリファレンス誘導　52
持続性多形性δ活動　22, 96
耳朶電極　55
耳朶電極の活性化　57
耳朶の活性化　21
時定数　30
遮断周波数　61
周期性一側てんかん性発射　22, 97
周期性同期放電　87
重度脳障害　22
周波数　30
周波数分析　69
終夜睡眠ポリグラフ検査　58
縦列双極導出　24
縦列双極誘導　5
焦点部位　24
小児てんかん　40
小児脳波　39
徐波　19
徐波群発　60
心臓ペースメーカー　36
心電図
　　──アーチファクト　55
　　──混入　6
　　──由来の棘波　78

### ❖ す・せ

水平性眼球運動　63
スナップ画像　82, 84
スナップ機能　39
脊髄電気刺激装置　37
接地電極　51
前頭部間欠性律動性δ活動　22, 96

### ❖ そ

双極子電流発生源　69
双極導出（法）　4, 8, 19, 24, 53, 96

双極導出モンタージュ　5
総合判定　30
相対振幅　7
増幅器　4
側頭部徐波　45, 57
側頭葉てんかん　53
速波　19

❖ た・ち
第三律動　58
体内埋め込み型電気刺激装置　36
単極導出法　55
長時間ビデオ脳波モニタリング　94
直接接地　15

❖ て
低域遮断フィルタ　13, 16, 51, 61
低域遮断フィルタの設定　16
低周波のアーチファクト　63
電位変動　6
電位マッピング　32
てんかん
　——型異常波　31
　——型発作波　31
　——原性　22
　——，小児　40
　——性側頭部鋭波・棘波　57
　——，側頭葉　54
　——波形　20
　——発射　40
　——発作　64
電気皮膚反応　12
電極装着　90

❖ と
頭皮上電極　32
特殊な脳波パターン　44
突発性異常　43
突発波　97
ドリフト　13

❖ な・に・の
ナイキスト周波数　13

二次性全般強直間代発作　64
入眠期　13
脳死判定　35
脳障害　22
脳深部刺激装置　36
脳波所見の分類　30
脳波登録事項　42

❖ は
背景脳波　42
ハイブリッド方式　82
発汗　62
発生源導出法　5, 8, 24
パルス幅　36
判定　44
判読時支援用解析ツール　32
判読時の条件設定　18

❖ ひ
非けいれん性てんかん重積状態　82, 87
左耳朶電極基準法　55
非てんかん型発作波　31
非てんかん性突発性活動　43
非特異的なびまん性脳症　63
非突発性異常所見　43
標準較正波形の記録　52

❖ ふ
フィルタ　90, 92
　——構成　12
　——条件　25, 61
　——処理　69
　——賦活　4
　——効果　91
　——脳波　44
ブリーチリズム　52
フローティング入力方式　51

❖ へ・ほ
平均基準電極法　24
平均電位基準法　5, 8, 54, 55
閉塞性睡眠時無呼吸症候群　32

ボイスレコーダ　83
報告書作成　31
報告書の記載要項　32
発作
　——時脳波　64
　——時の注意点　93
　——，てんかん　64
　——，二次性全般強直間代　64
　——に対する知識　94

❖ み
ミオクローヌス　37
右耳朶電極基準法　55
ミダゾラム　80

❖ め・も
迷走神経刺激装置　37
モンタージュ　5, 17, 64
　——の選択　20
　——の相補的使用　18

❖ ゆ・よ
優位律動　19, 95
陽性電位　24

❖ り
リサンプリング　13
律動性徐波　66
リフィルタリング　13, 54, 77, 84
リフォーマット　23
リモンタージュ　23, 50, 77, 84
両耳朶基準電極導出　6, 53, 54
両耳朶平均電位基準法　55
両耳朶平均電極　6
両耳朶平均電極導出法　78
両耳朶連結電極　6
臨床情報　50

❖ れ・ろ
連結双極モンタージュ　5
老人性側頭部間欠性徐波　45

# 欧文索引

## ❖ A・B・C

AV：average reference　　5, 8, 54, 55
blob　　74
BORTT：burst of rhythmic/rhythmical temporal theta　　45, 58
breach rhythm　　52
Creutzfeldt-Jakob 病　　87
CSD：Current Source Density　　8

## ❖ D・E・F・G

DSA：density modulated spectral array　　32
ECG フィルタ　　55
EOG：electrooculogram　　76, 81
epileptiform abnormality　　31
fast oscillations　　69
FIRDA：frontal intermittent rhythmic delta activity　　22, 96
GSR：galvanic skin response　　12

## ❖ K・L・N・O

kappa rhythm　　45, 57
kappa wave　　45, 57
Laplacian montage　　8
NCSE：nonconvulsive status epilepticus　　82, 87
OIRDA：occipital intermittent rhythmic delta activity　　22

## ❖ P

phase reversal　　7, 24, 53
PLEDs：periodic lateralized epileptiform discharges　　22, 97
PPDA：persistent polymorphous delta activity　　22, 96
PSD：periodic synchronous discharges　　87
PSG：polysomnography　　58

## ❖ R・S・T

rolling eye movement　　63, 64
roving eye movement　　63
SD：source derivation　　5, 8
the third rhythm　　58
TMSSA：temporal minor slow and sharp activity　　58
TSE：temporal slow waves of the elderly　　45, 57

## ❖ V・W

vigilance　　21
wicket spike　　57

## ❖ 数字・ギリシャ文字

α波　　95
κ波　　45, 57
κ律動　　45, 57
10-10 電極配置法　　23
10-20 電極配置法　　23

- **JCOPY** 〈(社)出版者著作権管理機構 委託出版物〉
  本書の無断複写は著作権法上での例外を除き禁じられています．
  複写される場合は，そのつど事前に，(社)出版者著作権管理機構
  （電話：03-3513-6969，FAX：03-3513-6979，e-mail：info@jcopy.or.jp）
  の許諾を得てください．

- 本書を無断で複製（複写・スキャン・デジタルデータ化を含みます）
  する行為は，著作権法上での限られた例外（「私的使用のための複
  製」など）を除き禁じられています．大学・病院・企業などにお
  いて内部的に業務上使用する目的で上記行為を行うことも，私的
  使用には該当せず違法です．また，私的使用のためであっても，
  代行業者等の第三者に依頼して上記行為を行うことは違法です．

## デジタル脳波の記録・判読の手引き

ISBN978-4-7878-2189-8

2015年10月30日　初版第1刷発行

| | |
|---|---|
| 編　集 | 一般社団法人 日本臨床神経生理学会 |
| 発行者 | 藤実彰一 |
| 発行所 | 株式会社　診断と治療社 |
| | 〒100-0014　東京都千代田区永田町2-14-2　山王グランドビル4階 |
| | TEL：03-3580-2750（編集）　03-3580-2770（営業） |
| | FAX：03-3580-2776 |
| | E-mail：hen@shindan.co.jp（編集） |
| | 　　　　eigyobu@shindan.co.jp（営業） |
| | URL：http://www.shindan.co.jp/ |
| 表紙デザイン | 株式会社 ジェイアイ |
| 印刷・製本 | 永和印刷 株式会社 |

© 一般社団法人 日本臨床神経生理学会, 2015. Printed in Japan.　　　　　[検印省略]
乱丁・落丁の場合はお取り替えいたします．